MANUEL

D'HIPPOLOGIE

MINISTÈRE DE LA GUERRE

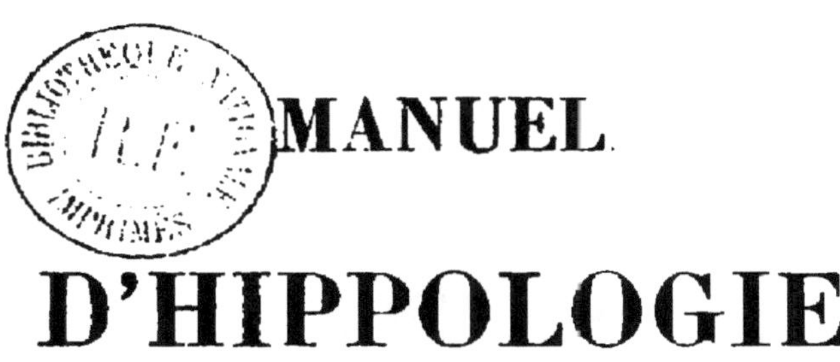

MANUEL
D'HIPPOLOGIE

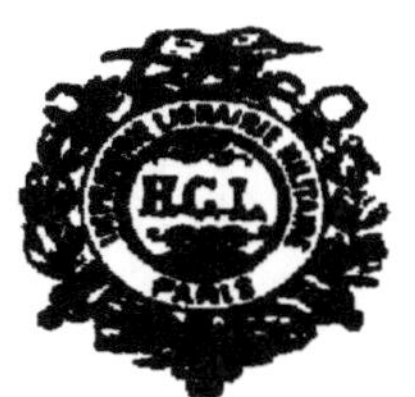

CHARLES-LAVAUZELLE & CIE
Éditeurs militaires
PARIS, Boulevard Saint-Germain, 124
LIMOGES, 62, Avenue Baudin | 53, Rue Stanislas, NANCY

1923

23 avril 1914.

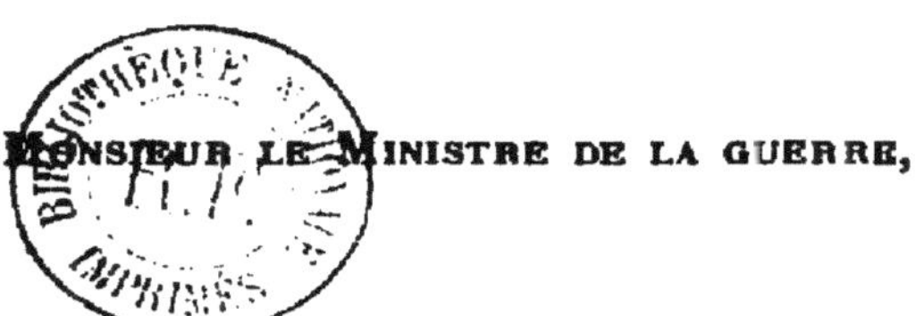

MONSIEUR LE MINISTRE DE LA GUERRE,

La Commission que vous avez instituée à l'Ecole de cavalerie, pour la refonte du Cours abrégé d'hippologie, a l'honneur de vous exposer les idées qui l'ont inspirée, et de vous soumettre le résultat de ses travaux.

Dès sa première séance, malgré les termes de la lettre ministérielle, prescrivant d'éviter les « répétitions inutiles », la Commission a estimé qu'il n'était pas possible d'éliminer d'un cours d'hippologie, si abrégé fût-il, toutes les notions relatives à l'*hygiène*, contenues dans l'Instruction du 4 mai 1911. Ces notions sont donc reproduites en partie, et certaines d'entre elles ont même reçu un plus grand développement dans le projet qui vous est soumis.

La Commission a pris pour base de ses travaux l'ancien abrégé, dont la forme a considérablement vieilli et dont le fond, s'il a, pendant de longues années, rallié tous les suffrages, est devenu insuffisant parce qu'il passe sous silence des connaissances modernes.

Les divisions générales de l'ouvrage ont été conservées mais un nouveau groupement des chapitres a été adopté, destiné, semble-t-il, à apporter un peu plus de clarté dans l'exposé des diverses questions.

C'est ainsi que ce qui a trait au « pied et à sa ferrure » a été reporté à la deuxième partie : « Extérieur du cheval »; par contre, tout ce qui a trait au *service des remontes*, et qui était rattaché sans raison à « l'Extérieur », fait l'objet d'une étude à part.

La Commission a supprimé le plus possible les termes empruntés au langage des maquignons et dont il était fait un véritable abus, mais elle a conservé certaines expressions usuelles qui n'ont rien d'absolu, mais qui font image et qui sont couramment employées par les hommes de cheval.

La Commission, pour l'intelligence du texte, a, dans la mesure des moyens dont elle disposait, illustré le texte de figures nouvelles.

L'ouvrage comporte ainsi cinq parties :

1re PARTIE. — Organisation et fonctionnement.

2e PARTIE. — Extérieur.

3e PARTIE. — Hygiène.

4e PARTIE. — Chevaux de l'armée.

5e PARTIE. — Soins pratiques aux chevaux malades ou blessés.

1re partie. — Cette partie a été tout entière refondue pour la mettre en harmonie avec les données de la science. Un langage scientifique, duquel ont été bannis les termes par trop techniques, y a été substitué aux phrases souvent emphatiques de l'ancien cours.

2e partie. — Dans l'étude des *régions*, la Commission s'est inspirée de l'observation faite sur des types *spécialisés* (selle et trait) que l'armée recherche actuellement et qu'elle désire substituer à l'ancien type *cheval à deux fins*.

Les *tares* osseuses ont été décrites d'après les découvertes faites à l'Ecole de cavalerie de Saumur et aujourd'hui universellement admises.

L'étude des *mouvements*, attitudes, allures, a été rectifiée d'après les renseignements de la chronophotographie. Des notions relatives à l'*hippométrie* (aujourd'hui utilisée par le service des remontes) ont été ajoutées au chapitre des proportions.

3e partie. — La partie qui traite de l'*hygiène*, si importante pour la conservation des chevaux, a reçu quelques développements nouveaux et a été mise à jour d'après les prescriptions réglementaires les plus récentes.

4e partie. — Presque entièrement nouvelle, cette partie traite des questions de plus en plus intéressantes pour l'armée, de la *production du cheval d'armes* (Haras), des ressources des différentes régions d'élevage (Remontes) et des aptitudes requises pour les différents services de l'armée (selle, trait, mulets).

Le développement de cette partie pourrait sembler exagéré: mais elle constitue un véritable document, et sa rédaction a paru s'imposer par la nécessité de faire une lumière plus complète sur le problème si grave de l'élevage au point de vue de la mobilisation.

5ᵉ partie. — Réservée aux soins à donner aux chevaux malades ou blessés, cette partie a été rédigée d'une façon essentiellement pratique, aussi complète que possible, et dans le but de permettre aux petites unités ou aux isolés de remédier d'urgence aux accidents qui peuvent se produire.

Tout en restant un cours abrégé à la portée des sous-officiers, ce travail présente un ensemble de connaissances assez complet pour pouvoir rappeler, même aux officiers, les grandes lignes de l'enseignement très approfondi donné dans les écoles, et guider les uns et les autres dans l'instruction des cadres qui leur sont confiés.

La Commission, en conséquence, a l'honneur de vous proposer de substituer au titre compliqué et restrictif de : *Cours abrégé d'hippologie à l'usage des sous-officiers, des brigadiers et élèves brigadiers*, celui plus simple et plus exact, de : *Manuel d'hippologie*.

MANUEL
D'HIPPOLOGIE.

PREMIÈRE PARTIE.
ORGANISATION ET FONCTIONNEMENT.

CONSIDÉRATIONS GÉNÉRALES
SUR L'ANATOMIE (ORGANISATION)
ET LA PHYSIOLOGIE
(FONCTIONNEMENT) DU CHEVAL.

Le corps des animaux, celui du cheval en particulier, est formé de *liquides* et de *solides* qu'on dit *organiques*.

Les *liquides organiques*, très abondants, circulent dans des canaux nombreux ou imprègnent les *solides organiques*. Ceux-ci sont composés de cellules, que l'on peut comparer, à la régularité près, à celles d'un gâteau de miel.

Le fœtus de quelques jours n'est qu'un bloc informe de cellules à peu près semblables; ce bloc ne tarde pas à se creuser, à se cliver, à se modeler; ses éléments s'orientent, se différencient, et, dès la naissance l'individu est déjà presque complet.

Le groupement des *éléments anatomiques* a constitué des *tissus* (tissu osseux, tissu musculaire...); le groupement des tissus a constitué des *organes* (le poumon, le foie...); le groupement des organes a constitué des *appareils* d'organes (appareil respiratoire, appareil digestif...).

Organes et appareils sont maintenant préposés aux diverses *fonctions*.

Ces fonctions assurent la *vie* de l'individu (fonctions de *nutrition* — digestion, respiration...); elles règlent ses *rapports* avec le monde extérieur [fonctions de *relation*

— (locomotion)] ou *perpétuent* son espèce (fonction de *génération*).

Il n'est utile aux lecteurs de ce manuel que de connaître les plus importantes parmi ces fonctions.

CHAPITRE PREMIER.

LOCOMOTION.

C'est la fonction par laquelle le cheval, être animé, se transporte d'un lieu à un autre; elle met en jeu *l'appareil locomoteur*.

L'appareil locomoteur est, à coup sûr, l'un des plus importants de l'économie par le nombre, par le volume des pièces qui le constituent, par le concours nécessaire qu'il prête à la plupart des autres organes pour l'accomplissement des diverses fonctions.

Il est constitué par deux espèces d'organes, les os et les muscles.

Les os sont de véritables leviers, inertes par eux-mêmes, réunis entre eux par des *ligaments* au niveau des *articulations* ou jointures, et dont l'ensemble constitue le *squelette*.

Les muscles sont destinés à faire mouvoir les os les uns sur les autres, ils forment dans leur ensemble la chair et seront étudiés plus loin.

SQUELETTE (Fig. 1)

On reconnaît différentes sortes d'os : des *os longs* (os de la jambe ou tibia), des *os courts* (os de la couronne ou 2ᵉ phalange), des *os aplatis* (os de l'épaule ou omoplate).

Il entre dans la composition des os, des matières organiques molles, abondantes surtout dans le jeune âge (os tendres) et des matières minérales pierreuses.

Ces dernières assurent la rigidité de l'os, mais elles expliquent aussi sa tendance à se briser sous l'influence de chocs ou de mouvements violents (coups de pied, chutes...).

On distingue dans le squelette deux parties principales :

Le tronc,

Les membres.

Le tronc, qui supporte à son extrémité antérieure la tête, a pour base la *colonne vertébrale ou rachis*.

De chaque côté de la partie moyenne du rachis, se détachent les côtes, qui, s'appuyant en bas sur le *sternum* contribuent à circonscrire le *thorax ou cage thoracique*.

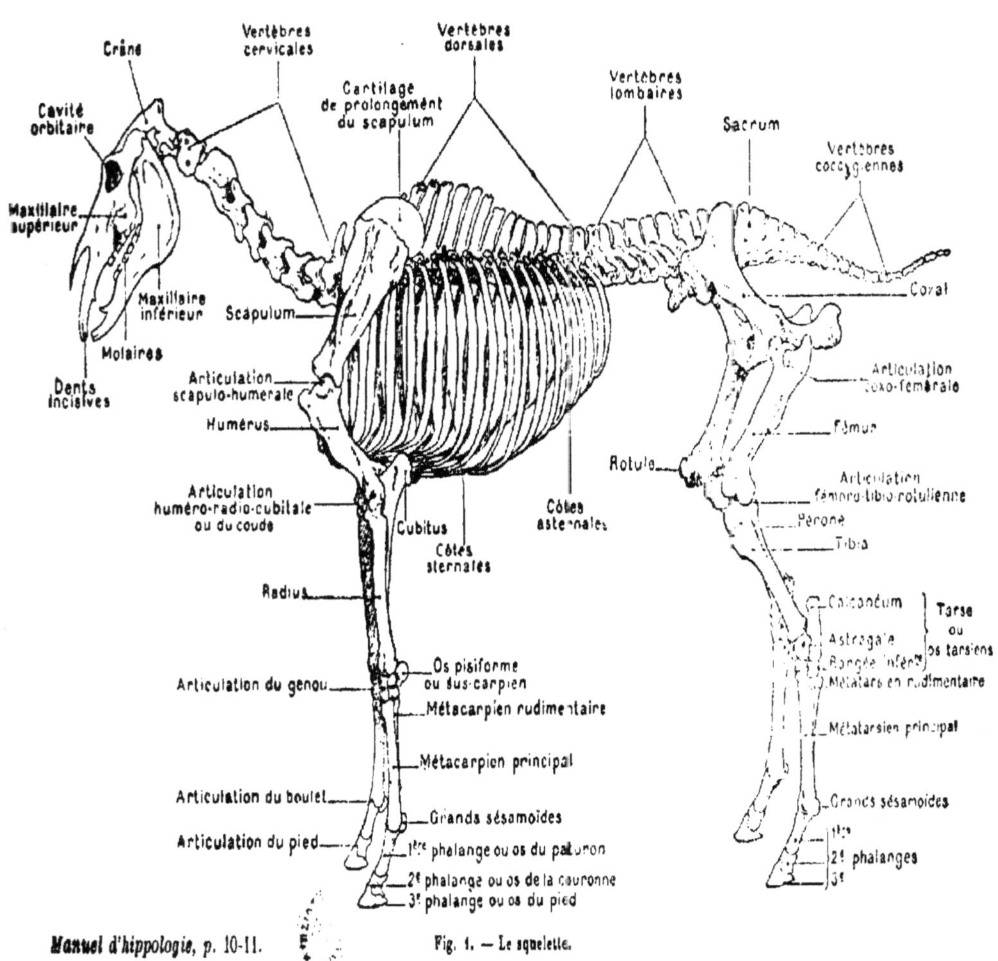

Manuel d'hippologie, p. 10-11.

Fig. 1. — Le squelette.

Les quatre membres (le cheval est dit quadrupède) sont distingués en antérieurs et postérieurs; leur union avec le corps est différente : tandis que le membre antérieur n'est rattaché au tronc que par une sangle musculaire qui permet la souplesse des mouvements de l'avant-main, le membre postérieur lui est intimement uni pour assurer la transmission plus parfaite de la détente de l'arrière-main.

I. — TÊTE.

La tête est la partie du squelette située à l'extrémité antérieure de la colonne vertébrale; elle est formée d'un grand nombre de pièces osseuses qui ne sont bien distinctes que sur le poulain.

On distingue dans la tête deux régions :

Le crâne et la face.

Le *crâne* occupe chez le cheval une place réduite tout en haut, entre les deux oreilles: la *boîte crânienne* loge le cerveau et, malgré sa solidité, elle est exposée à se briser sur le cheval qui se renverse.

La *face* est beaucoup plus étendue: elle comprend 19 os plus ou moins étroitement soudés, parmi lesquels deux plus importants, les maxillaires.

Le *maxillaire supérieur*, avec les autres os de la face, concourt à former les *cavités nasales* (avec leurs diverticules, les *sinus*), et les *cavités orbitaires*.

Le *maxillaire inférieur* est articulé sur le précédent et, avec lui, il concourt à former la *cavité buccale*.

Sur tous deux s'implantent les *dents*, *incisives* en avant, *molaires* de chaque côté.

Entre les incisives et les molaires, existe chez le cheval un espace libre (espace interdentaire) tranchant, recouvert d'une membrane muqueuse et sur lequel s'appuie le mors; le bord inférieur du même os maxillaire est également tranchant et recouvert seulement par la peau. Ces régions que le cavalier peut explorer sur son propre cheval, sont très sensibles et faciles à blesser sous l'action d'une main brutale.

II. — COLONNE VERTÉBRALE.

Elle est formée d'une succession de *vertèbres* que suivant les régions, on désigne sous le nom de :

Vertèbres cervicales;

Vertèbres dorsales;

Vertèbres lombaires;

Vertèbres sacrées;

Vertèbres coccygiennes.

Malgré la variété apparente de leur forme, on distingue à ces vertèbres un *corps* percé d'un *trou*, une *apophyse épineuse* et des *apophyses transverses*.

La succession des corps vertébraux et de leur trou forme un canal qui parcourt toute la colonne vertébrale et loge la *moelle épinière* en continuité avec le cerveau.

Les *vertèbres cervicales*, au nombre de 7, sont très mobiles les unes sur les autres et dans tous les sens; les articulations de la tête avec la première, puis de la première avec la seconde, permettent les mouvements les plus étendus.

Les *vertèbres dorsales*, au nombre de 18, ont leurs corps vertébraux presque soudés, pour assurer la rigidité du dos, et des apophyses épineuses longues pour former la base du garrot puis de l'épine dorsale; par côté, elles s'articulent avec les côtes et les fausses côtes.

Les *vertèbres lombaires*, au nombre de 6, ont un corps trapu, une apophyse épineuse large et courte, une apophyse transverse très développée latéralement.

Les *vertèbres sacrées*, au nombre de 5, sont réunies en une seule pièce qui prend le nom de *sacrum*.

C'est sur les côtés du sacrum, pièce rigide, que vient s'appuyer par une face rugueuse et des liens solides, l'os de la croupe ou *coxal* et, par son intermédiaire, le membre postérieur tout entier.

Les *vertèbres coccygiennes* (15 à 18) forment la base de la queue et vont en diminuant et en dégénérant progressivement.

Toutes les pièces du rachis sont réunies les unes aux autres par des liens ou *ligaments particuliers* et par des *ligaments communs* (le plus important parmi ces derniers est le *ligament sus-épineux cervical*, qui soutient l'encolure et la tête en les reliant aux premières vertèbres dorsales; il est parfaitement souple et élastique).

DIRECTION GÉNÉRALE DE LA COLONNE VERTÉBRALE. — La tige rachidienne n'est pas étendue en ligne droite de la tête à la queue.

D'avant en arrière, la colonne vertébrale décrit une première courbe à concavité inférieure, puis une deuxième à concavité supérieure, la tige cervicale affectant la forme d'une *console*.

Puis la colonne vertébrale se relève pour devenir *rectiligne* au niveau du dos et des lombes.

La partie postérieure de la *région lombaire* et le sacrum forment une courbe à concavité inférieure qui est continuée par la queue.

MOBILITÉ. — Les mouvements, très étendus et très variés dans la *région cervicale*, sont au contraire très bornés dans la *région dorsale*. A la *région lombaire*, le rachis peut se fléchir et s'étendre dans une certaine mesure, mais ses mouvements latéraux sont restreints, ils sont même impossibles en arrière; cela favorise beaucoup la transmission parfaite à tout le tronc, de l'impulsion donnée par les membres postérieurs.

Quant aux *vertèbres sacrées*, chargées d'offrir à l'os de la croupe (coxal) un point d'appui solide, elles ne pouvaient conserver leur mobilité ni leur indépendance; aussi sont-elles soudées en une seule pièce qui remplit toutes les conditions de rigidité voulues pour servir à l'usage qui leur est attribué.

Le *coccyx* est parfaitement mobile pour remplir ses fins.

Le *rachis* contribue encore à former le *thorax*.

III. — THORAX.

Le thorax ou *cage thoracique* est cette cavité destinée à contenir les principaux organes de la respiration et de la circulation.

Il est circonscrit en haut par les *vertèbres*, de chaque côté par les côtes, en bas par le sternum.

Les *côtes* sont au nombre de 36 (18 de chaque côté): les 8 premières, longues, s'appuient sur le sternum et sont dites pour cette raison *sternales;* les dix dernières progressivement plus courtes sont dites *asternales* ou fausses côtes, et forment la base de l'hypocondre, en avant du flanc.

Les côtes sont articulées avec la colonne vertébrale de telle façon qu'elles peuvent s'écarter ou se rapprocher pour faire varier la contenance de la cage thoracique (mouvement respiratoire).

Le *sternum* est une pièce impaire, ostéo-cartilagineuse, à la fois résistante et souple, en forme de carène de navire, avec laquelle s'articulent les 8 premières côtes et qui donne appui à la sangle.

IV. — MEMBRES.

Les membres sont distingués en *antérieurs* et *postérieurs.*

MEMBRE ANTÉRIEUR. — Les os du membre antérieur se succèdent dans l'ordre suivant en procédant de haut en bas :

Scapulum;

Humérus;

Radius et *cubitus;*

Os du carpe;

Os du métacarpe : 1 métacarpien principal, 2 métacarpiens rudimentaires:

Phalanges (1re, 2e, 3e).

Le membre antérieur n'est pas articulé avec le rachis, il est simplement appliqué au thorax et maintenu en contact avec lui par les muscles qui s'attachent de part et d'autre.

Le *scapulum* (épaule en extérieur) encore appelé omoplate, est un os aplati dirigé obliquement en bas et en avant. Il est continué en haut par un *cartilage* dit de *prolongement* qui monte de chaque côté des apophyses épineuses des vertèbres dorsales, pour concourir à la formation de la région que l'on nomme en extérieur le garrot.

Son extrémité inférieure présente une surface articulaire légèrement creusée pour recevoir la tête de l'os suivant, l'humérus, et forme l'articulation scapulo-humérale (pointe de l'épaule en extérieur).

L'*humérus* (bras en extérieur) est un os volumineux, dirigé obliquement en bas et en arrière, et qui semble tordu sur lui-même; il est tout entouré de muscles.

Son extrémité inférieure présente une large gorge articulaire pour l'union solide avec le radius et le cubitus réunis.

Le *radius* et le *cubitus* forment le squelette de l'*avantbras;* ils sont très peu distincts l'un de l'autre; le *radius*, vertical, est intermédiaire à l'humérus et au carpe; le *cubitus*, accolé à l'extrémité supérieure et postérieure du radius, se prolonge en arrière et en haut sous le nom d'*olécrâne* et forme la pointe du coude.

Le *carpe* (genou en extérieur) est formé d'une série de petits os (*7 ou 8 carpiens*) disposés en deux rangées.

La rangée supérieure s'articule avec le radius, la rangée inférieure avec les os *métacarpiens*.

Le *métacarpe* (canon en extérieur) se compose de trois os, distincts seulement chez le très jeune sujet et qui se soudent rapidement chez le cheval de vitesse.

Le *métacarpien principal* est intermédiaire au carpe et à la première phalange; les *métacarpiens rudimentaires*, un de chaque côté, se terminent par un bouton, vers le tiers inférieur de la région.

Les *phalanges* sont distinguées en :

Première phalange ou os du paturon;

Deuxième phalange ou os de la couronne;

Troisième phalange ou os du pied.

La *première phalange* est allongée, oblique en bas et en avant; sa surface articulaire supérieure est complétée en arrière par les *grands sésamoïdes*.

La *deuxième phalange*, courte, est en partie dissimulée dans le sabot.

La *troisième phalange*, un peu écrasée, est tout entière logée dans la boîte cornée qui en épouse la forme (voir le chapitre du manuel qui traite du pied et de sa ferrure).

MEMBRE POSTÉRIEUR. — Les os du membre postérieur se succèdent dans l'ordre suivant en procédant de haut en bas :

Coxal ou *os iliaque;*
Fémur;
Tibia;
Os tarsiens;
Métatarsiens;
Phalanges.

Le *coxal*, os de la croupe ou du bassin, se soude par en bas avec celui du côté opposé.

Etroitement unis en haut avec le sacrum, les coxaux concourent ainsi à la formation de la *cavité du bassin.*

Chaque coxal comprend 3 pièces, distinctes chez le fœtus, mais exactement soudées chez l'adulte et même chez le poulain :

L'ilium;
L'ischium;
Le *pubis* (fig. 2).

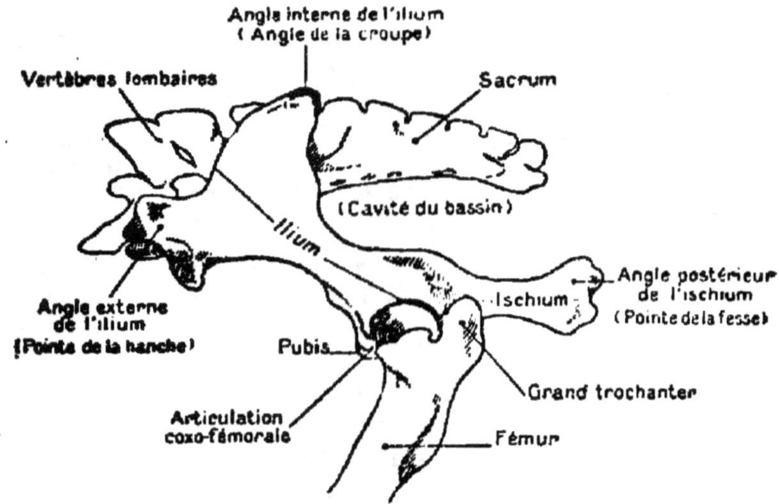

Fig. 2. — Os de la croupe.

L'*ilium*, de forme triangulaire, a un *angle interne* qui, avec celui du côté opposé, domine plus ou moins le sacrum et les dernières vertèbres lombaires et forme ce qu'en extérieur on nomme *angle de la croupe* ou *bosse du saut;*

Un *angle externe* saillant (pointe de la hanche);

Un *angle inférieur* adossé au pubis et à l'ischium au niveau de la *cavité cotyloïde* destinée à recevoir la tête du fémur (articulation de la hanche).

Le *pubis* forme le plancher du bassin.

L'*ischium* présente, en arrière, une grosse tubérosité (pointe de la fesse).

Le *fémur* (os de la cuisse), fait suite au coxal avec lequel il forme un angle ouvert en avant; son extrémité supérieure a une grosse tête articulaire (articulation coxofémorale) et une forte saillie, le *trochanter*.

Son extrémité inférieure correspond, d'une part au *tibia* (os de la jambe), d'autre part à la rotule (os du grasset).

Le *tibia*, flanqué d'un péroné rudimentaire, est oblique en bas et en arrière; son extrémité inférieure correspond au tarse.

Le *tarse* (jarret en extérieur) comprend deux assises de petits os (6 ou 7 à l'état normal); à la rangée supérieure, l'*astragale* et le *calcanéum* (celui-ci formant la pointe du jarret); à la rangée inférieure, des osselets dont la soudure est fréquente, soit par suite d'une prédisposition héréditaire, soit par suite de travail prématuré.

La disposition du *métatarse* et des phalanges est en tout semblable à celle des os correspondants du membre antérieur.

ARTICULATIONS. — Les différents articles des membres sont réunis entre eux au niveau des jointures ou *articulations*.

Le glissement des surfaces articulaires est facilité par un revêtement cartilagineux et par un liquide plus ou moins abondant, la *synovie*.

Ce liquide est contenu dans une sorte de sac appelé *capsule synoviale*, qui se laisse facilement distendre lors d'augmentation de synovie par suite de travail ou de maladie.

Les articulations sont maintenues par des *ligaments articulaires*.

Il est intéressant de remarquer que la disposition angulaire des rayons osseux des membres et l'élasticité des ligaments articulaires sont une circonstance favorable; elles assurent en effet la souplesse des mouvements et atténuent dans une large mesure la violence des réactions. Elles sont non moins heureuses pour l'agrément du cavalier que pour la conservation de l'appareil locomoteur de sa monture.

MUSCLES ET TENDONS (fig. 3). — Les *muscles*, dont l'ensemble forme la chair, de coloration rouge vif, représentent la puissance chargée de mouvoir les unes sur les autres les pièces du squelette. Ils sont ainsi les *organes actifs du mouvement*.

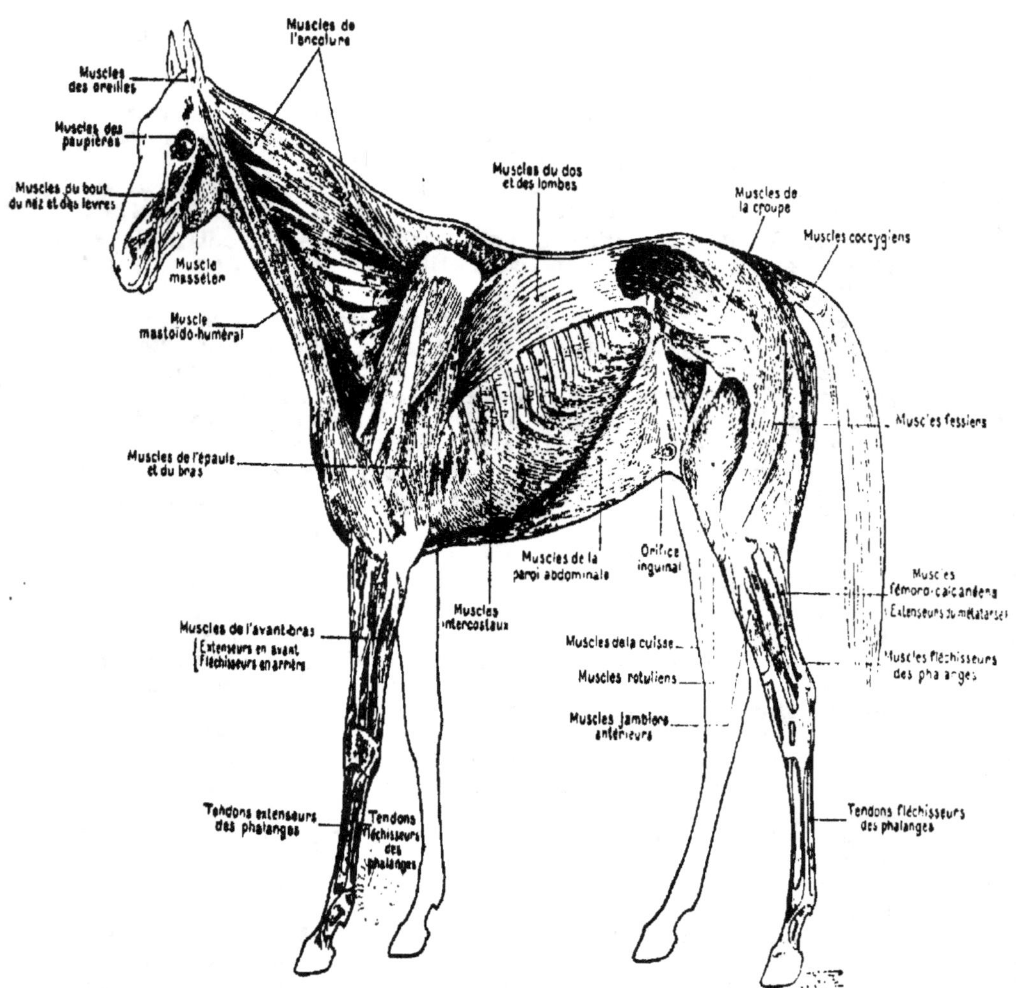

Manuel d'hippologie, p. 16-17.

Fig. 3. — Muscles du cheval

Leur poids total représente, à peu près, la moitié du poids du corps du cheval.

Le muscle est doué de la propriété de se *contracter*, c'est-à-dire de réduire sa longueur et d'entraîner ainsi le rayon osseux sur lequel il s'attache; il est doué aussi d'*élasticité*, ce qui lui permet de revenir à sa longueur habituelle et surtout d'éviter la rupture dans les conditions d'extension extrême.

Les muscles s'attachent sur les rayons osseux qu'ils sont appelés à déplacer, soit directement, soit par l'intermédiaire de cordages spéciaux qu'on appelle *tendons*, formés de tissu blanchâtre, fibreux, peu élastique.

Suivant la façon dont ils agissent, les muscles sont :

Extenseurs (ils ouvrent la charnière articulaire);

Fléchisseurs (ils ferment la charnière articulaire);

Abducteurs (ils portent les membres en dehors);

Adducteurs (ils portent les membres en dedans);

Rotateurs (ils font pivoter les rayons osseux l'un sur l'autre).

Les muscles peuvent être *antagonistes*, c'est-à-dire contre-balancer leur action, ou bien s'associer pour l'exécution de mouvements compliqués.

Voici une revue rapide de différents groupes musculaires intéressants :

Immédiatement sous le revêtement cutané, il existe un muscle étalé largement, le *peaucier*, qui fait trémousser la peau et permet au cheval de se débarrasser des mouches qui le tracassent.

Autour de la *tête*, de petits muscles font mouvoir les oreilles, ferment les yeux, remuent les lèvres; des muscles puissants contractent la mâchoire et aident à la mastication.

De chaque côté du *cou*, des muscles nombreux et de dispositions variées impriment à la tête et à l'encolure les mille mouvements qui en font un balancier ou un gouvernail.

Quelques-uns de ces muscles, insérés sur le scapulum et sur l'humérus, concourent à la progression en avant du membre antérieur.

A la partie supérieure du tronc, effaçant les saillies des vertèbres, un long et puissant muscle, l'*ilio-spinal*, forme une parfaite assise à la selle.

De chaque côté, une sangle musculaire sert d'attache au membre antérieur; des muscles prenant leurs points d'insertion sur les côtes, font mouvoir ces rayons osseux et jouent un rôle important dans l'acte respiratoire.

Le *muscle diaphragme* joue aussi un rôle capital dans la respiration: fixé d'une part sous les vertèbres lombaires par des piliers charnus, il s'élargit en éventail pour aller s'attacher en dedans de toutes les côtes postérieures. Il sert en outre de cloison entre le thorax et l'abdomen.

Plus en arrière, un large tablier musculaire, attaché d'une part à la colonne vertébrale, aux côtes et au sternum, d'autre part, à l'os du bassin, circonscrit la cavité abdominale.

Les *muscles des membres* présentent un intérêt tout particulier en ce qui concerne la locomotion.

Le *membre antérieur* tout entier est porté en avant par des groupes musculaires venant de la tête et du cou; le bras est fléchi sur l'épaule par ceux qui s'insèrent sur l'olécrâne; l'avant-bras est fléchi sur le bras par le biceps.

Autour de l'avant-bras sont des muscles qui, par l'intermédiaire de longs tendons, font mouvoir les *phalanges* pour les étendre ou les fléchir (fig. 4).

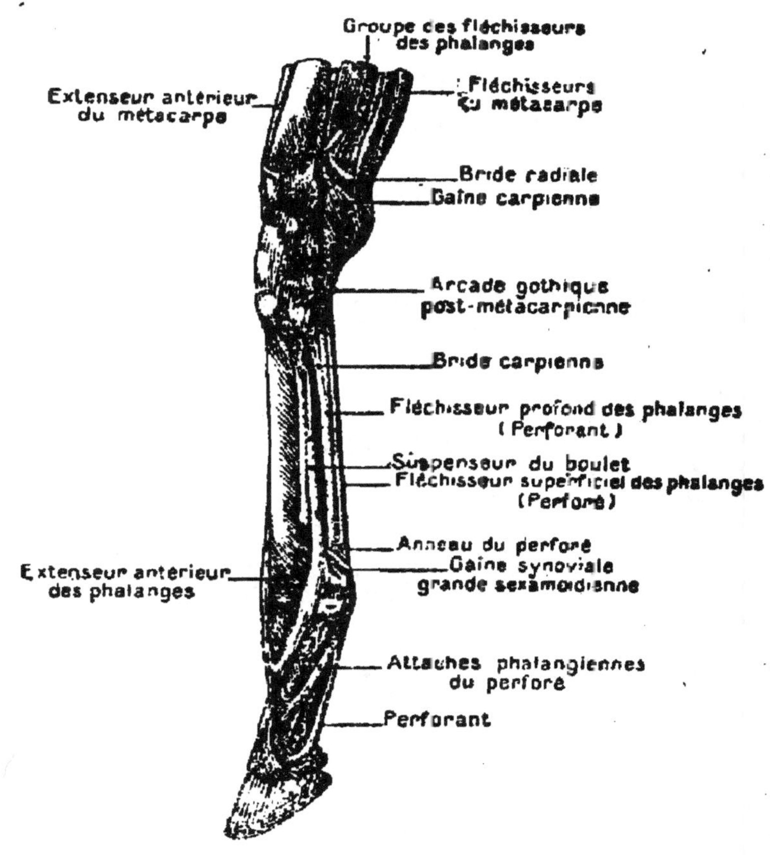

Fig. 4. — Tendons antérieurs

Ceux de la *face antérieure* (extenseurs) commencent au-dessus du genou, glissent au-devant de celui-ci dans des coulisses souvent blessées quand le cheval se couronne, descendent en avant du métacarpe puis des phalanges, pour étendre celles-ci à la façon d'un doigt indicateur.

Ceux de la *face postérieure*, au nombre de deux, fléchisseur superficiel ou *perforé* et fléchisseur profond ou *perforant*, commencent également au-dessus du genou. Leurs tendons, tout de suite distincts, passent en arrière du genou dans une sorte de couloir la *gaine carpienne*, puis, simplement accolés l'un à l'autre, ils descendent derrière le boulet où le superficiel forme un *anneau* pour le profond et où ils sont retenus tous deux par une *bague*. Au-dessous du boulet, le premier s'arrête à la deuxième phalange et laisse passer le second qui va jusqu'à l'os du pied.

Au milieu du canon, le perforant a reçu de la face postérieure du genou une bride de renforcement, la *bride carpienne*.

Enfin, un fort cordon parti également de la face postérieure des os du carpe, descend derrière le métacarpien principal entre les métacarpiens rudimentaires et vient s'attacher sur les grands sésamoïdes, c'est le *ligament suspenseur du boulet*.

Tous ces cordages tendineux sont susceptibles d'être tiraillés et même rompus pendant les allures trop vives, les sauts d'obstacles, etc.

A l'origine du *membre postérieur*, on trouve les énormes masses musculaires de la croupe :

En arrière, les *fessiers*, qui font basculer le coxal sur le fémur, amènent l'ouverture de l'angle coxo-fémoral et agissent dans le cabrer;

Par côté, les *abducteurs*, qui portent la cuisse en dehors;

Enveloppant le fémur, les *muscles de la cuisse* qui portent le rayon osseux dans toutes les directions ou font pivoter autour de lui, s'il est à l'appui, le tronc tout entier.

La jambe est mue par les muscles qui s'insèrent directement sur le tibia et surtout par ceux de la cuisse qui s'insèrent sur la rotule (celle-ci est liée au tibia par des ligaments puissants).

Le canon est fléchi sur le tibia au niveau du jarret par les muscles tibiaux et tendu en arrière par les cordes qui s'insèrent au calcanéum ou qui glissent sur lui pour se rendre aux phalanges.

La disposition des tendons à partir du jarret est la même qu'aux membres antérieurs.

La connaissance des dispositions anatomiques du squelette du cheval et des muscles chargés de faire mouvoir les rayons osseux, permettra au cavalier de comprendre la fonction de locomotion et, plus tard, les allures et les attitudes de sa monture.

Il est indispensable de remarquer que le muscle qui travaille (contractions répétées et plus ou moins rapides) s'échauffe et se fatigue; de souple qu'il était, il devient dur, raide, inextensible et le cheval qui est soumis à un exercice trop violent, trop vite ou auquel il n'est pas préparé, est rapidement forcé, *surmené*.

Au cours du dressage, de la mise en condition et de l'entraînement, le cavalier devra tenir compte de ces notions pratiques d'anatomie et de physiologie de l'appareil locomoteur.

CHAPITRE II.

GRANDES CAVITÉS.

Les os et les muscles, certaines membranes, circonscrivent des espaces plus ou moins clos qui logent divers organes et que l'on désigne sous le nom de *cavités;* il paraît utile de rappeler la constitution et les limites des plus importantes.

La *cavité crânienne* et la *cavité médullaire* qui lui fait suite ont déjà été étudiées à propos de la colonne vertébrale; elles logent le cerveau et la moelle épinière.

La *cavité thoracique*, qui enferme les poumons, le cœur et les gros vaisseaux, est circonscrite par la colonne vertébrale en haut, par le sternum en bas, par les côtes en avant et sur les côtés; elle est fermée en arrière par le *muscle diaphragme*.

La *cavité abdominale*, contiguë à la précédente, a pour plafond la colonne vertébrale, pour paroi antérieure le diaphragme, pour parois latérales et pour plancher, la large sangle des muscles abdominaux.

Elle loge, outre les gros vaisseaux sanguins et lymphatiques, les organes de la digestion, la rate, l'appareil de la dépuration urinaire et celui de la génération.

La *cavité du bassin*, ou cavité pelvienne, circonscrite comme on l'a vu par le sacrum et les os coxaux, n'est en réalité qu'un compartiment de la cavité du ventre.

CHAPITRE III.

DE LA DIGESTION.

Pour fournir du travail ou pour suffire à son entretien, le cheval, naturellement *herbivore*, est obligé de prendre des aliments; mais les aliments qu'on lui fournit : foin,

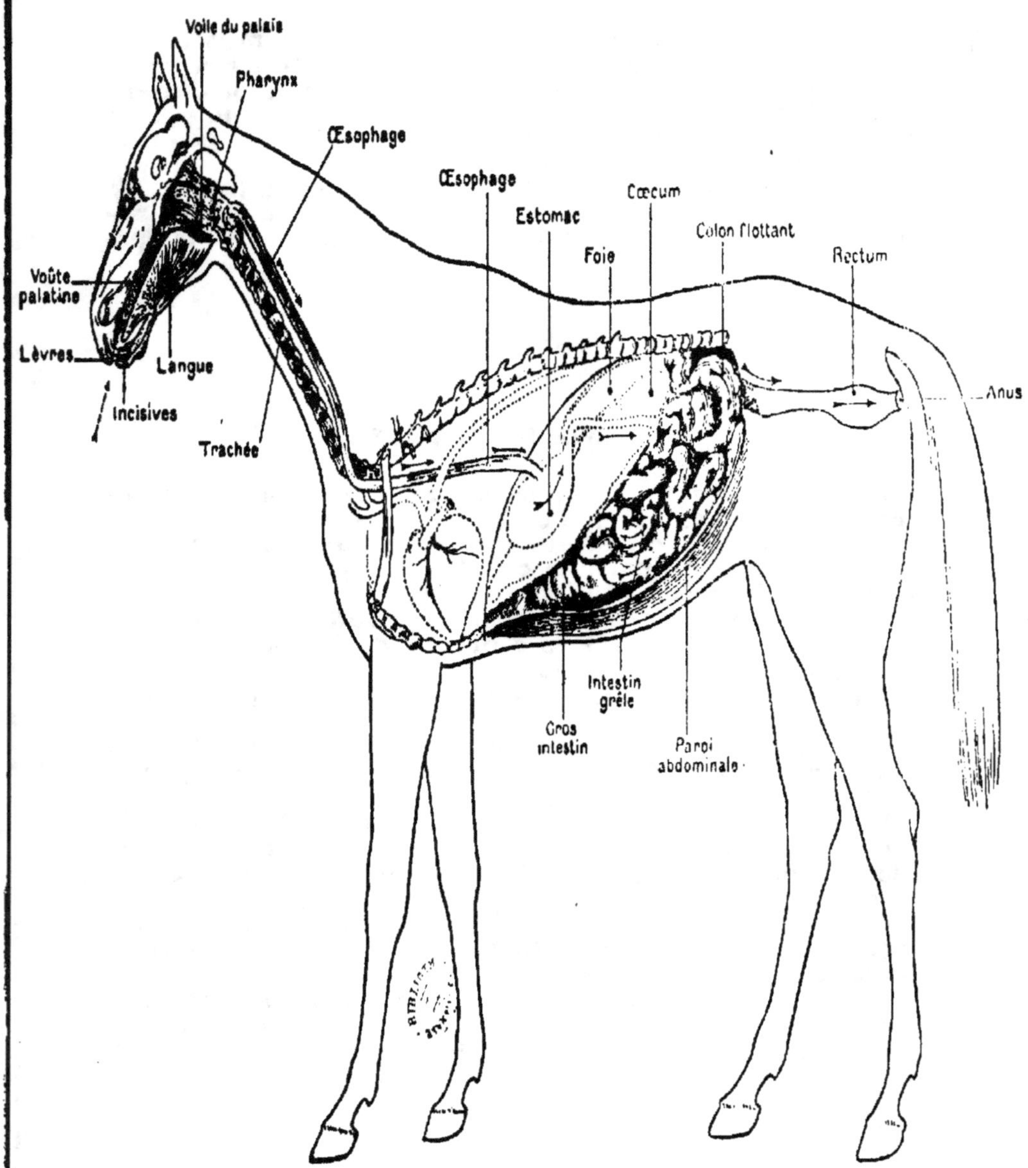

Manuel d'hippologie, p. 20-21.

Fig. 5. — Appareil digestif.

gastrique; puis, passant dans *l'intestin grêle,* il est soumis à de nouvelles réactions chimiques particulièrement sous l'influence de la *bile* et du suc intestinal. Ainsi transformés, dissous, *digérés,* les aliments sont prêts à être assimilés sous forme de *chyle;* leurs matériaux utiles passent au travers des parois intestinales, agissant à la manière d'un papier-buvard, et sont recueillis par des canaux qui les amènent dans le sang à la régénération duquel ils concourent finalement.

Les *matériaux de déchet,* encore abondants, sont poussés dans le *gros intestin* où ils épuisent leurs dernières substances nourrissantes en attendant d'être rejetés sous forme de crottins.

Il est utile au cavalier de savoir que la mastication convenable de 2.500 grammes de foin demande une heure et 200 bols alimentaires; que la mastication de 5 litres d'avoine ne demande que 30 minutes (50 à 60 bols); que chez le cheval, les fourrages ne font qu'un court séjour dans l'estomac, puisque 5 kilogrammes de foin, exigeant 20 kilogrammes de salive, peuvent remplir trois fois cet organe.

Les conséquences pratiques de ces connaissances, sont qu'il faudrait multiplier les repas, donner les boissons après le foin, et l'avoine après les boissons.

Le lecteur verra, dans la partie de ce manuel qui traite de l'hygiène, comment l'application de ces principes peut être conciliée avec les exigences militaires.

CHAPITRE IV.

RESPIRATION.

La respiration est l'ensemble des actes par lesquels tout l'organisme du cheval dégage du *gaz carbonique* et consomme de l'*oxygène.*

C'est là un fait *universel,* aussi vrai pour les infiniment petits que pour les plus grands quadrupèdes.

L'échange entre le gaz carbonique du sang et l'oxygène de l'air se fait un peu partout dans l'individu, mais il est surtout actif au niveau des *poumons,* qui sont ainsi préposés à la fonction respiratoire.

L'air qui sort de la poitrine est différent de celui qui y est entré, il est notamment souillé de gaz carbonique et chargé d'humidité.

APPAREIL RESPIRATOIRE (fig. 6). — Il commence aux naseaux, qui sont l'ouverture antérieure des *cavités nasales;*

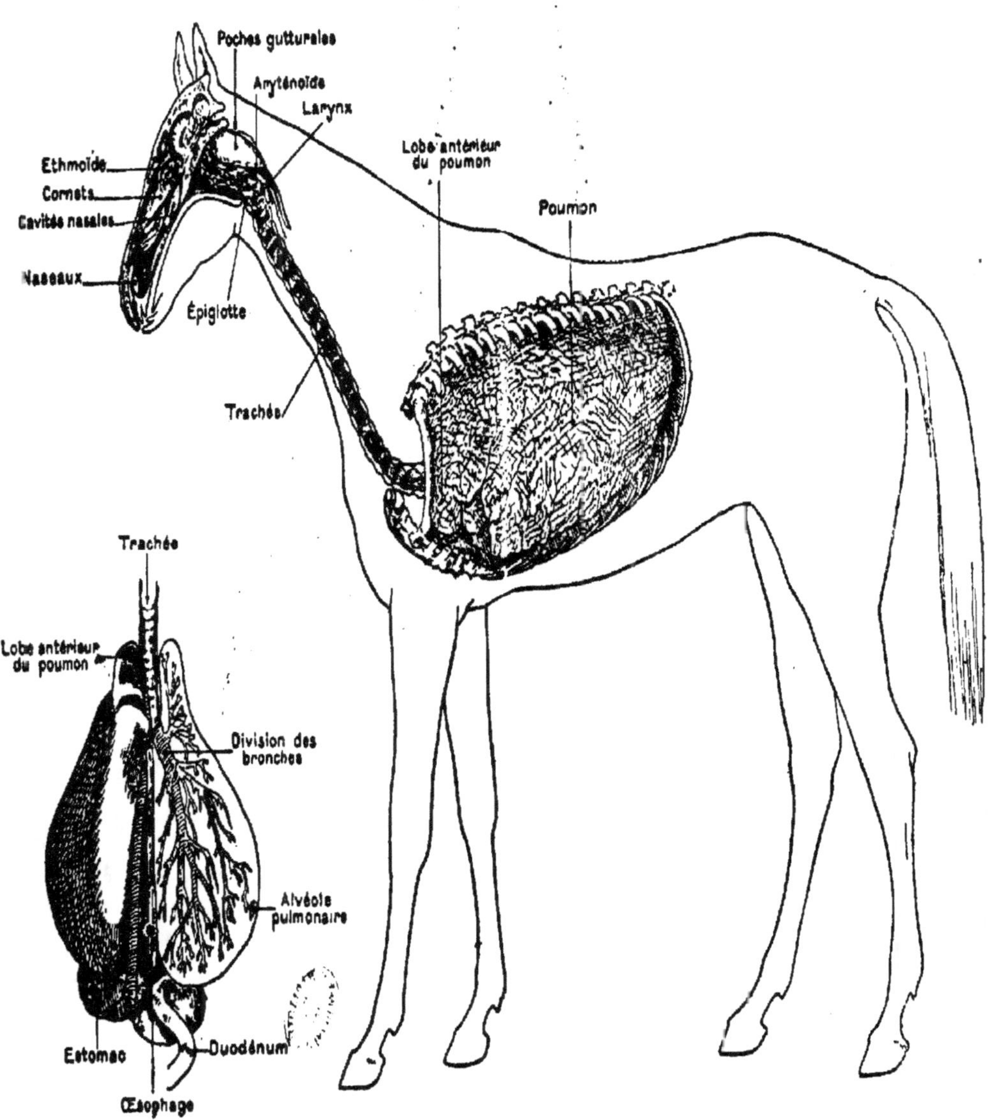

Manuel d'hippologie, p. 22-23.

Fig. 6. — Appareil respiratoire.

celles-ci, véritables labyrinthes enfermés entre les os de la face et où l'on reconnaît les *sinus* et les *cornets*, sont continuées par le *larynx* dont font partie les cordes vocales. Une disposition particulière de l'organe empêche l'entrée, dans le conduit aérien, de parcelles alimentaires venues de la bouche.

La paralysie de l'une des cordes vocales (plus rarement des deux) est cause habituelle du cornage.

Au larynx, fait suite la trachée, long et large conduit, dont les anneaux se dessinent sous le cou des chevaux fins.

A l'entrée de la poitrine, la trachée se sépare en deux grosses *bronches* qui forment comme le tronc de *l'arbre respiratoire;* chacune d'elles, en effet, se divise à l'infini comme les branches puis les rameaux d'un arbre. A l'extrémité de chaque ramuscule est une petite ampoule, *l'alvéole pulmonaire*, dont les parois sont tellement minces, que l'air qui s'y trouve contenu est, pour ainsi dire, en contact direct avec le sang des tout petits vaisseaux du voisinage.

Le *poumon*, constitué par l'ensemble des alvéoles pulmonaires, des bronchioles puis des bronches, ainsi que par les nombreux vaisseaux artériels et veineux qui les accompagnent, est logé dans la *cavité thoracique;* c'est un organe parfaitement élastique qui se prête à des variations considérables de volume.

Le *thorax*, grâce à la disposition des muscles qui l'entourent et aussi du diaphragme qui le ferme en arrière, peut se *dilater* largement puis se resserrer et, par ce mouvement de soufflet aidé de l'élasticité pulmonaire, assurer les phénomènes mécaniques de la respiration.

Fonction respiratoire. — L'air est *inspiré*, c'est-à-dire appelé dans la poitrine, puis *expiré*, c'est-à-dire chassé suivant un rythme régulier.

Le nombre de ces mouvements intéresse le cavalier : au repos, le cheval a 10 à 12 mouvements respiratoires, au pas 18, après 5 minutes de trot 52, après 5 minutes de galop 60 à 70. Ces chiffres, qui sont une moyenne, peuvent naturellement varier suivant l'état de santé, d'embonpoint et le degré d'entraînement du cheval.

On peut ainsi se rendre compte de la quantité d'air mise en mouvement (elle atteint 50.000 litres par 24 heures) et des conséquences pratiques de ces notions : il faut déjà assurer aux chevaux dans les écuries, un *cube d'air* suffisant (environ 45 mètres cubes) et surtout renouveler cet air (aération).

Quand la respiration devient insuffisante soit par suite d'une production de gaz carbonique trop intense (course rapide, travail forcé, manque d'entraînement), soit par suite du séjour dans une atmosphère confinée ou viciée, les troubles de l'*asphyxie* se produisent.

Il n'est pas sans intérêt de faire ressortir une des plus merveilleuses harmonies de la nature. Pendant le jour et sous l'action de la lumière solaire, le gaz que les animaux expirent et qui est impropre à l'entretien de leur vie est justement le gaz qui est nécessaire à l'entretien de la vie des plantes.

Les plantes l'absorbent par leurs feuilles et leurs pousses vertes, le décomposent, retiennent pour leur usage le charbon qui entre dans sa composition et rejettent dans l'atmosphère l'oxygène, c'est-à-dire l'air vital des animaux.

Ceux-ci fournissent aux végétaux le *gaz carbonique* qui est pour eux le gaz respirable et, par la plus heureuse des réciprocités, les végétaux rejettent dans l'atmosphère l'oxygène, c'est-à-dire l'air vital des animaux.

CHAPITRE V.

CIRCULATION.

La circulation s'entend du mouvement continuel dont le sang est animé, d'un organe central, le *cœur*, vers toutes les parties du corps et *vice versa*.

L'ensemble complexe formé par le cœur et par les vaisseaux constitue l'*appareil circulatoire*.

APPAREIL CIRCULATOIRE (fig. 7 et 8). — L'appareil circulatoire, représenté simplement et, comme l'on dit, d'une façon schématique par la figure 8, comporte un organe central le *cœur*. Celui-ci est un muscle creux, puissant, qui circonscrit quatre cavités associées deux à deux et qui portent les noms d'*oreillettes* et de *ventricules* :

Oreillette et ventricule gauches,

Oreillette et ventricule droits.

Ces cavités sont en communication, par des orifices larges et munis de soupapes (valvules), avec des canaux que l'on appelle *artères* s'ils transportent le sang vers la périphérie, *veines* s'ils amènent ce liquide vers le cœur.

Les artères, comme les veines, volumineuses au voisinage du cœur, vont en diminuant au fur et à mesure qu'elles se divisent à l'infini dans les divers organes.

Dans l'intimité même des tissus, ces vaisseaux prennent le nom de *capillaires* (fins comme des cheveux).

Les *capillaires veineux*, s'abouchent directement avec les *capillaires artériels*, de façon à fermer le *cycle* commencé au cœur.

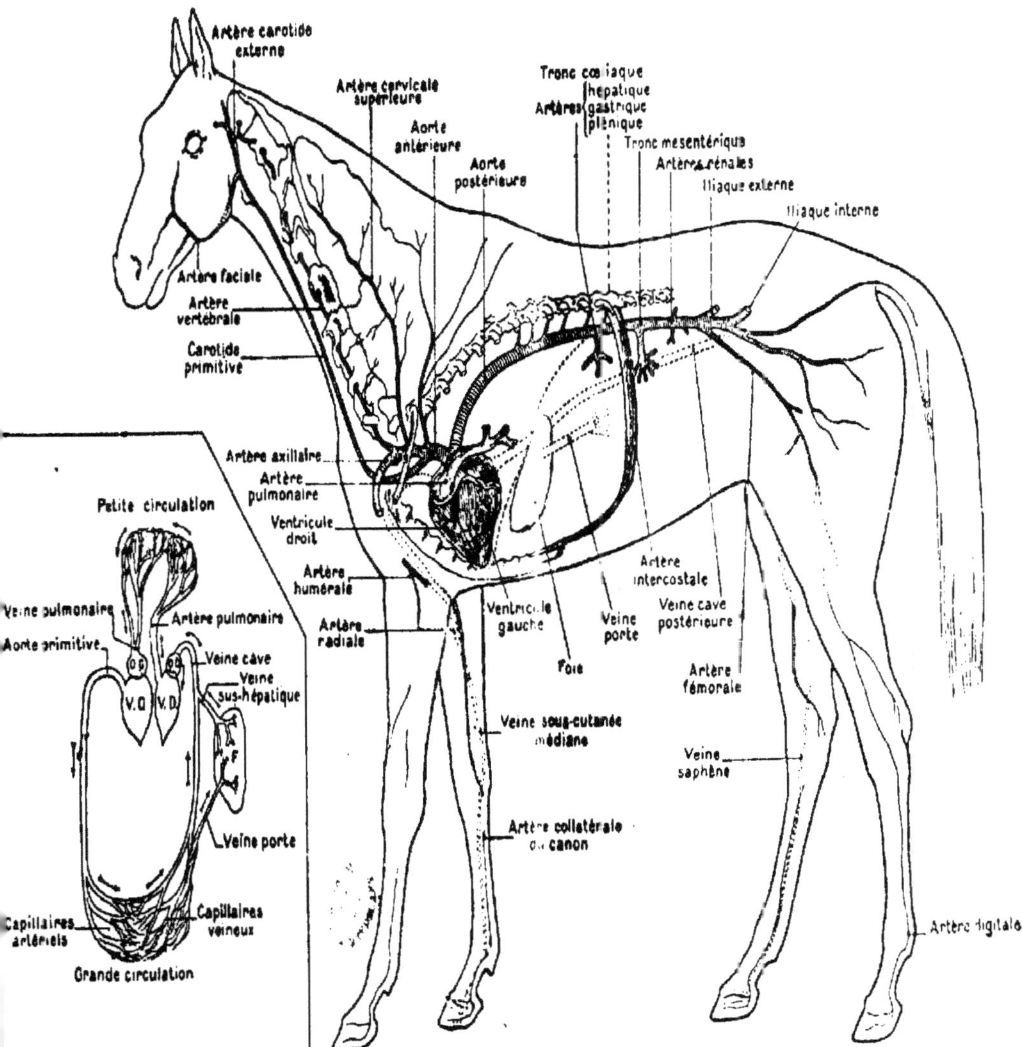

Fig. 8. — Schéma de la circulation.

Manuel d'hippologie, p. 24-25.

Fig. 7. — Appareil circulatoire.

La connaissance des dispositions anatomiques du système circulatoire va permettre de comprendre et de suivre le mouvement du fluide sanguin dans son intérieur.

Du *ventricule gauche*, par le *tronc aortique*, divisé en artères de plus en plus petites, le sang *rouge* est poussé jusque dans les capillaires des différentes parties de l'organisme où il se transforme en sang noir.

Celui-ci est amené par les *capillaires veineux*, dans les *veines* d'où il est refoulé dans l'*oreillette droite*; il tombe dans le *ventricule droit* qui, par l'*artère pulmonaire*, le chasse dans le poumon. Transformé en sang rouge au niveau des alvéoles pulmonaires, il revient, par la *veine pulmonaire* vers l'*oreillette gauche* pour tomber dans le ventricule gauche, et le cycle recommence.

La partie de ce cycle comprise entre le ventricule droit et l'oreillette gauche est la *petite circulation* ou circulation pulmonaire. La partie comprise entre le ventricule gauche et l'oreillette droite est la *grande circulation* ou circulation périphérique.

Fonction circulatoire. — Qu'est-ce donc au juste que le sang et quelles sont les raisons de la circulation ?

Le *sang* est un liquide qui est chargé de porter aux différents tissus, les *éléments de rechange* qui leur sont nécessaires, en même temps qu'il les débarrasse de leurs *matériaux usés*. C'est ainsi qu'au passage dans les vaisseaux de l'intestin, il recueille les principes alimentaires préparés par la digestion. Devenu noir et souillé d'acide carbonique après son passage dans les tissus, il rejette ce gaz par l'intermédiaire de la respiration et ainsi revivifié (sang rouge), il court porter dans les différents organes les substances utiles qu'il tient en dissolution.

Ce mouvement, pour ainsi dire perpétuel, est en définitive le secret de la vie.

Il représente pour le cœur, qui ne doit jamais s'arrêter, un travail considérable que les savants ont cherché à évaluer et qui se chiffre par plus de 120.000 kilogrammètres par 24 heures (force développée pour porter 120 tonnes à 1 mètre de hauteur).

Les signes de l'activité de la circulation sont les *battements du cœur*, que l'on entend en appliquant son oreille au côté gauche et en bas de la poitrine, le pouls que l'on sent avec le doigt en écrasant une artère assez grosse contre un plan résistant, la coloration des muqueuses sous la paupière ou à la face interne de la bouche.

Ces membranes, rosées à l'état normal, pâlissent en cas d'hémorragie et deviennent violacées en cas d'asphyxie.

Chez les chevaux fins, on voit enfin se dessiner sur toute la surface de la peau, une grande quantité de petits vaisseaux.

Le cavalier doit savoir que la quantité de sang contenue dans tout le corps représente environ le vingtième du poids du corps (25 litres pour un cheval de 500 kilogrammes), il faut donc une saignée très abondante pour épuiser un cheval.

La circulation est très active dans certains organes annexes au nombre desquels on peut citer la rate.

La *rate* est une sorte de réservoir sanguin dont les fonctions sont peu connues, dont le volume augmente pendant la course et à l'occasion de maladies infectieuses graves du cheval.

Cet organe est encore exposé à se rupturer soit par suite de coups de pied, soit par suite d'efforts violents : l'hémorragie qui en résulte est ordinairement mortelle.

A côté de la circulation sanguine, existe une circulation dite *lymphatique*, qu'il est assez difficile aux lecteurs de ce manuel de se représenter.

Sur le trajet des vaisseaux lymphatiques, sont les *ganglions* qui s'engorgent et deviennent douloureux lors de maladies ou de blessures (glandes).

CHAPITRE VI.

DÉPURATION URINAIRE ET CUTANÉE.

Le sang ne peut se débarrasser par le poumon de tous les matériaux usés qu'il charrie; certaines parties solides sont retenues par les *reins* (agissant à la manière de filtres) et expulsées avec l'*urine*. La quantité d'urine émise (jusqu'à 10 kilogrammes) est variable avec la quantité de boisson absorbée, la température extérieure, le régime, etc.

Les reins sont aidés dans leur rôle de dépuration par la *peau*.

La *sueur* entraîne hors de l'organisme une grande quantité de déchets qui séjourneraient à la surface cutanée s'ils n'étaient entraînés par un bon pansage et par des soins hygiéniques bien entendus.

CHAPITRE VII.

INNERVATION. ORGANES DES SENS.

Au-dessus des fonctions de la locomotion, de la digestion, de la respiration et de la circulation, il en est une qui les domine toutes et qui les tient sous sa dépendance,

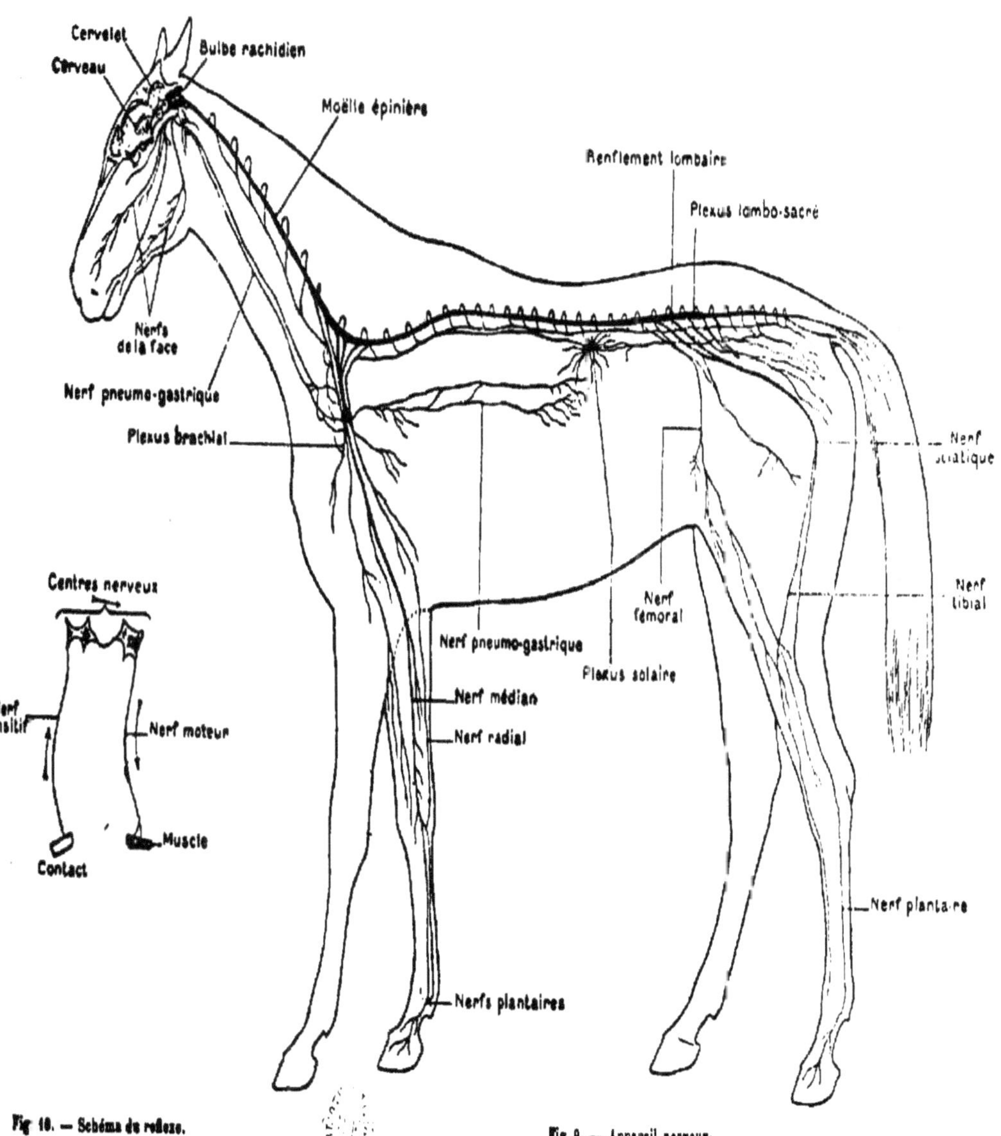

Fig. 18. — Schéma du réflexe.

Manuel d'hippologie, p. 26-27.

Fig. 9. — Appareil nerveux.

c'est celle qui a son siège dans le *cerveau*, la *moelle épinière* et dans l'ensemble des nerfs.

L'innervation est fonction du *système nerveux* (fig. 9 et 10).

Le système nerveux est composé d'un *axe central* et de *branches périphériques*.

Les *hémisphères cérébraux* et le *cervelet* protégés par la boîte crânienne, sont continués par la moelle épinière logée dans le canal vertébral.

Sur tout le parcours de la moelle, se détache une double série de rameaux, les *nerfs*, qui, sous la forme de fins cordons d'un blanc nacré, se répandent dans tous les tissus.

Suivant qu'ils apportent au poste central les impressions reçues à la périphérie ou qu'ils transmettent aux organes du mouvement les ordres d'agir, les nerfs sont dits *sensitifs* ou *moteurs*.

D'aucuns, qui comportent à la fois des filets nerveux des deux ordres, sont dits *nerfs mixtes*.

Le fonctionnement du système nerveux se résume en définitive en l'*acte réflexe* que l'on peut représenter sous la forme la plus simple par la figure ci-contre (fig. 10).

Les impressions reçues par le cheval sont, pour ainsi dire enregistrées, puis transmises par les *organes des sens*, le toucher, le goût, l'odorat, l'ouïe, la vue, dont l'intégrité doit être aussi parfaite que possible.

L'organisation supérieure du cheval fait de cet animal un être *intelligent*, c'est-à-dire capable de coordonner et de diriger ses mouvements; l'homme ne peut l'assujettir qu'en lui faisant comprendre par une éducation particulière qu'on appelle le *dressage*, ce qu'il veut obtenir de lui.

Et, en définitive, si le cheval a pu être comparé à une machine et utilisé comme tel, au point de vue de la production de la force, il ne faut pas oublier que c'est une machine intelligente; qu'il conçoit un certain nombre d'idées; qu'il est sensible, qu'il a de la volonté, qu'il se détermine d'après elle soit à agir, soit à résister et qu'en fin de compte, il ne nous est complètement soumis que lorsque nous avons su obtenir de lui, par une éducation bien entendue, son consentement à se soumettre, c'est-à-dire la *docilité*.

Voilà ce que ne doivent jamais oublier ceux qui se servent du cheval et lui demandent ses services; et, lorsque, au lieu de s'adresser à son intelligence, ils se montrent violents envers lui et le maltraitent, ils commettent un abus de la force et se rendent coupables d'une action mauvaise qu'on ne saurait trop blâmer et réprimer.

CHAPITRE VIII.

FONCTIONS DE GÉNÉRATION ET DE REPRODUCTION.

Elles assurent la perpétuité de l'espèce. Bien que ces fonctions n'intéressent que médiocrement le cavalier, il est bon qu'il se souvienne que les parents transmettent à leurs descendants leurs qualités et leurs défauts; il s'expliquera ainsi pourquoi l'on tient si grand compte dans l'armée et dans les milieux sportifs, des origines des chevaux, soigneusement consignées sur les cartes de saillies et les livrets matricules; pourquoi l'on évite de consacrer à l'élevage les juments tarées et particulièrement difficiles; pourquoi, enfin, on choisit comme reproducteurs les étalons dont le *modèle* est le meilleur, les *aptitudes* les plus parfaites, la *qualité la plus grande.*

DEUXIÈME PARTIE.

EXTÉRIEUR.

GÉNÉRALITÉS.

Cette branche de l'hippologie s'occupe des *formes exté-rieures*, considérées isolément et, dans leur ensemble, pour en apprécier les qualités et les défauts.

Les qualités ou les beautés du cheval peuvent être ab-solues ou relatives. On appelle *beautés absolues* celles qui sont indispensables à tous les chevaux, complètement in-dépendantes du service auquel on les emploie : un bon œil, une vaste poitrine, des articulations larges, un bon pied, etc. Les *beautés relatives* consistent dans certaines dispositions particulières qui rendent l'animal plus pro-pre à tel genre de travail qu'à tel autre. Exemple : une encolure charnue, un poitrail large, une croupe massive, qui sont de vrais défauts chez un cheval de selle parce qu'ils nuisent à la vitesse et à la régularité des mouve-ments, constituent, au contraire, des qualités très recher-chées chez un cheval de gros trait.

Les *défauts absolus* sont toujours plus ou moins préju-diciables, quel que soit le genre de service auquel se trouve utilisé le sujet défectueux.

Tels sont un pied mal fait, des membres grêles, un manque d'aplomb, etc. D'autres défectuosités de certai-nes régions, relativement à l'ensemble des formes, ne nui-sent qu'au mode d'emploi de l'animal. Exemple : une en-colure massive, une tête lourde chez un cheval de selle, d'ailleurs bien conformé.

L'extérieur a encore pour objet l'étude des mouve-ments, des aplombs, des proportions, de l'âge, des signa-lements et des tares. A l'aide de ces connaissances qui complètent les notions acquises sur la conformation du cheval, le cavalier pourra se faire une idée de l'aptitude, du degré de solidité, de la valeur de sa monture et, en même temps, se rendre compte de la gravité des divers accidents auxquels elle se trouve exposée.

Le corps du cheval comprend le *tronc* et les *membres*; le tronc se subdivise en tête, encolure et en corps proprement dit, mais on a de préférence, dans l'armée, adopté la division de Bourgelat, *avant-main, corps, arrière-main.*

Dans l'avant-main se trouvent la tête, l'encolure, le garrot, le poitrail, l'ars, l'inter-ars et les membres antérieurs, c'est-à-dire les parties placées en avant de la main de bride, le cheval étant monté.

Au corps se rattachent les parties suivantes : le dos, le rein, les flancs, le passage des sangles, les côtes et le ventre.

L'arrière-main comprend la croupe, les hanches, les fesses, la queue, l'anus, les mamelles, les organes sexuels du mâle et de la femelle, les membres postérieurs (fig. 11).

SECTION I.

CHAPITRE IX.

AVANT-MAIN.

Tête. — La tête, qui renferme le cerveau et les organes des sens, est très importante à étudier : la tête du cheval arabe diffère notablement de celle du cheval barbe, mais dans chaque espèce elle peut indiquer la vigueur propre à chaque individualité. Vue de face et de haut en bas, la tête présente (fig. 11) :

LA NUQUE, qui en forme le sommet, sur laquelle s'appuie la têtière du licol et de la bride; les animaux blessés à cette région ne veulent pas s'y laisser toucher.

LE TOUPET, touffe de crins plus ou moins fins, suivant les races, qui passe entre les oreilles et tombe en avant. C'est par le toupet qu'il faut prendre le cheval qui s'est délicoté, pour le ramener à sa place.

LE FRONT, sur lequel s'applique le frontal, correspond au crâne par sa partie supérieure. Il y a des races au front large, comme l'arabe, et des races au front étroit comme le barbe.

LE CHANFREIN, lui aussi est très variable comme largeur et profil avec les races et les individus; la race anglo-normande qui est due au fusionnement de l'anglais et de l'ancien cheval normand présente des chanfreins larges à profil droit ou des chanfreins étroits à profil busqué sui-

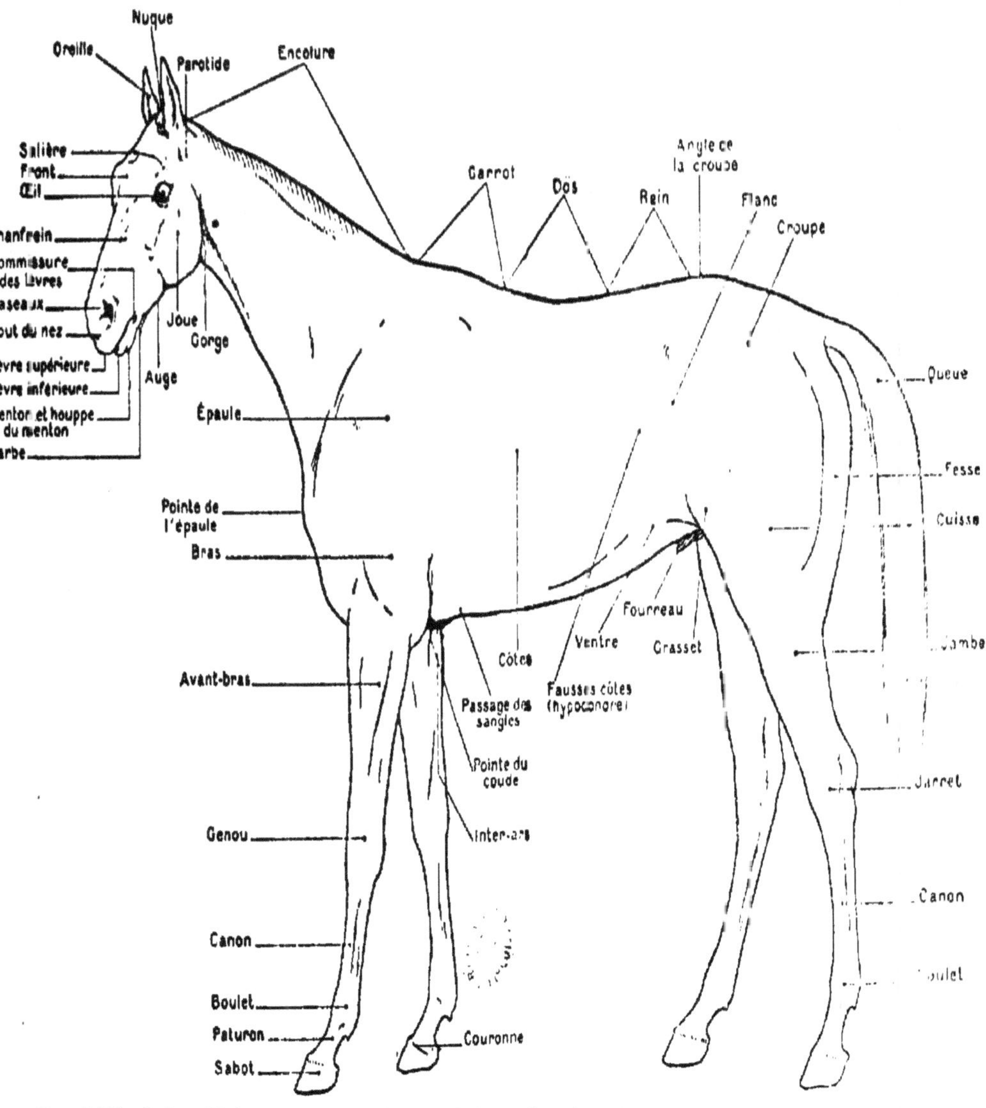

Fig. 11. — Régions extérieures du cheval.

vant que l'une ou l'autre des deux races ancestrales pré-
domine.

Quelques bretons, landais, ont encore un chanfrein à
profil concave, comme souvenir des chevaux primitifs de
ces pays.

Le BOUT DU NEZ, qui fait suite au chanfrein, pourvu de
longs poils ou crins, se confond avec la lèvre supérieure
pour former un organe de tact particulier à l'espèce chevaline.

Les OREILLES, en haut de chaque côté de la tête, doivent
être droites, avoir l'ouverture tournée en avant, être
exemptes de traces de blessures. Le cheval chatouilleux
ou méchant, quand il se met en défense, les porte toujours
en arrière. L'agitation des oreilles, qui vont et viennent
en sens divers, dénote de la crainte, de l'inquiétude ou est
un indice de mauvaise vue. Si les oreilles sont longues,
larges, plus ou moins épaisses ou lourdes, le cheval est
dit *mal coiffé* ou *oreillard*.
Dans le cas où elles tombent tout à fait en dehors, le
cheval a des *oreilles de cochon*. Ce défaut est un des plus
disgracieux pour un cheval de selle ou d'attelage.

Les TEMPES, viennent ensuite; elles sont sèches et saillantes chez les chevaux de bonne race. C'est à cette région qu'apparaissent, sur les robes foncées, les premiers
poils blancs, indices de la vieillesse.

Les SALIÈRES, sortes de fossettes que l'on voit au-dessus
des yeux; peu profondes chez les jeunes chevaux, elles se
creusent avec l'âge et par la maigreur.

Les YEUX, placés à droite et à gauche du front, se trouvent protégés contre les chocs extérieurs par le rebord
osseux de leur cavité (orbite), par les paupières et les cils,
qui font obstacle à l'introduction des corps étrangers.
Les paupières sont constituées par une peau mince qui se
plisse avec facilité pour s'ouvrir ou s'étendre sur la vitre
de l'œil (cornée transparente recouvrant la pupille entourée de l'iris).
Aux paupières se trouve associé, chez le cheval, un
corps membraneux mobile, caché dans l'angle interne de
l'œil. Ce petit organe, nommé *corps clignotant*, fait office
d'une paupière complémentaire. Sa fonction est de passer
vivement sur la cornée pour la débarrasser des corpuscu-
les ou des insectes qui peuvent être tombés sur elle. Des
larmes et des produits onctueux, fournis par de petites
glandes, lui viennent en aide et servent, de plus, à entretenir l'humidité nécessaire à la souplesse et à la transpa-
rence de la vitre.

Les yeux doivent être *bien ouverts, vifs, doux, placés bas*; ces caractères indiquent à la fois de l'énergie, un bon naturel et une certaine intelligence. La partie transparente du globe doit être exempte de taches ou *taies à sa* surface. Celles qui en occupent le centre rendent les animaux peureux et souvent ombrageux. La pupille, ouverture par laquelle passe la lumière, est quelquefois entourée d'une zone blanchâtre, comme nacrée; l'œil ou les deux yeux sont dits *vairons*. Cette particularité, assez rare, ne nuit pas du tout à la vision. L'œil est dit *cerclé*, quand un cercle blanc (de sclérotique) se voit comme chez l'homme autour de l'iris. L'œil est *petit*, s'il se trouve enfoncé dans sa cavité ou caché sous des paupières épaisses et peu mobiles. Il est dit *œil de bœuf* quand il est gros, saillant, d'un éclat particulier, surtout dépourvu d'animation. L'inégalité entre les deux yeux a souvent pour cause un état de maladie de l'organe, diminué ou augmenté de volume.

Les joues, qui s'étendent depuis les tempes jusqu'à la réunion ou commissure des lèvres, sont bornées en avant par le chanfrein et, en arrière, par le rebord des ganaches.

Sur les chevaux de race distinguée, les joues sont sèches, charnues, laissent voir à la partie rétrécie un sillon bien marqué, et les crêtes osseuses qui les bordent sont très prononcées.

Les naseaux, placés en bas des joues et du chanfrein, sont des ouvertures extérieures, à bords dilatables et d'une certaine résistance, par lesquelles a lieu le passage de l'air pendant l'acte de la respiration. L'entrée doit en être grande, d'une dilatation facile, ainsi que cela se remarque chez les chevaux qui ont du fond et de l'énergie. Quand les naseaux sont étroits, la respiration se trouve gênée, courte, et elle devient bruyante si les allures vives sont un peu prolongées. La dilatation et les mouvements précipités des naseaux, sur un animal au repos, indiquent une grande gêne dans la respiration, due à la pousse ou à quelque maladie grave. Les naseaux peuvent présenter de petites déchirures. Le jetage plus ou moins épais et coloré qui les souille ou qui s'en échappe, doit toujours attirer l'attention du cavalier.

La bouche avec ses différentes parties, qui sont, les lèvres, la langue et son canal, les barres, le palais, les gencives et les dents, se trouve à l'extrémité inférieure de la tête.

La *lèvre supérieure* est douée d'une sensibilité très vive; l'inférieure, d'une moins grande étendue, présente dans son milieu une petite éminence arrondie, dite la *houppe du menton*.

Les lèvres trop épaisses sont un caractère de peu de

distinction. Si elles sont molles et se joignent mal pour fermer l'orifice de la bouche, on dit qu'elles sont *pendantes*.

Ce défaut, plus accusé à la lèvre inférieure, est désagréable à l'œil et nuit aussi à la santé du sujet par la perte continuelle de salive qui en est la conséquence. Il se remarque sur les chevaux vieux, usés ou dans la misère. Les lèvres peuvent avoir été déchirées, être le siège de plaies ou de blessures très lentes à guérir quand elles se trouvent à la commissure.

La *langue*, organe du goût, est contenue dans un canal bordé par les dents; la partie libre, qui jouit d'une grande mobilité, ne doit être ni trop épaisse ni trop mince, pour remplir convenablement son office et participer à l'appui du mors dont elle adoucit la pression sur les barres. La langue molle, qui s'échappe de son canal et reste toujours hors de la bouche est dite *pendante*; celle qui en sort continuellement après y être rentrée a reçu le nom de *serpentine*. Ces défauts, aussi disgracieux l'un que l'autre, entraînent une perte de salive et sont une cause d'amaigrissement.

La langue, par suite d'une mauvaise embouchure, peut être coupée ou entaillée. Cet accident arrive aussi quelquefois par la mauvaise habitude qu'ont les cavaliers de tenir le cheval en main avec une seule rêne du bridon qui forme longe, appuie fortement sur la barbe et fait serrer le mors du filet sur la langue. Il se produit encore plus souvent quand le cheval un peu ombrageux, attaché au mur avec le bridon, tire au renard, c'est-à-dire s'arc-boute du devant en faisant les plus violents efforts pour se dégager.

Les *barres*, qui s'étendent de chaque côté de la mâchoire inférieure, dans l'espace compris entre les crochets (chez le mâle) et les molaires ou grosses dents, sont importantes à considérer parce qu'elles servent principalement à l'appui du mors. Elles sont dites *tranchantes* ou *sensibles*, si la crête osseuse qui en est la base se trouve très prononcée; dans le cas contraire, on les dit *arrondies* ou *épaisses*. Les barres peuvent avoir été froissées, écrasées ou être le siège de petites plaies profondes très lentes à guérir.

Le *palais* forme la voûte de la bouche; cette partie est sujette à un gonflement assez douloureux, à l'époque de la dentition.

Le *canal* qui sert à loger la langue, compris entre les deux branches de l'os de la mâchoire inférieure, doit être assez large pour qu'elle s'y trouve à l'aise.

Les *gencives* sont des replis de la membrane de la bouche qui recouvrent les alvéoles, cavités d'implantation des dents; elles servent à consolider celles-ci et doivent être roses et fermes.

Les *dents* sont au nombre de 40 chez le cheval et de 36 chez la jument; il sera parlé d'elles et de leur division à l'article « âge ».

En équitation la *bouche fraîche*, est celle du cheval qui laisse tomber la salive sous forme d'écume blanche quand l'animal est bridé.

Cette bouche laisse au doigt qui s'introduit au niveau des barres, une sensation de fraîcheur. Certaines bouches, qu'il faut qualifier de *sèches*, laissent au contraire au doigt une sensation de sécheresse par suite du peu de salive dont est imprégnée la muqueuse buccale.

La *bouche sensible* est celle dont les barres sont tranchantes ou peu habituées à la pression du mors.

La *bouche dure*, au contraire, se montre très peu sensible à l'action de la bride.

La *bouche perdue* est le dernier degré de l'insensibilité à l'action du mors de bride.

Vue en dessous et de bas en haut, la tête présente encore :

Le MENTON ET SA HOUPPE, confondue avec la lèvre inférieure: la BARBE, sorte de dépression qui donne appui à la gourmette et peut s'en trouver blessée.

L'AUGE, espace creux compris entre les ganaches, depuis la barbe jusqu'à la gorge, qui doit être large, profonde, nette, bien évidée. Les vétérinaires explorent souvent les ganglions lymphatiques de l'auge lorsqu'ils passent les revues sanitaires.

Ces ganglions s'engorgent lors de toutes les affections des premières voies respiratoires ou digestives, ainsi que lors des blessures ou des lésions de la bouche et des sinus.

Les GANACHES, sont constituées par les rebords de l'os de la mâchoire inférieure qui circonscrivent l'auge et s'arrêtent à la barbe. Elles doivent être sèches, suffisamment écartées et surtout ne pas avoir trop de développement. Le défaut d'écartement rétrécit l'auge et gêne la gorge dans les mouvements de flexion de la tête; l'excès de volume de ces régions rend la tête lourde et fait dire que le cheval est chargé de ganache. C'est à la partie antérieure de la ganache de l'un ou de l'autre côté qu'on tâte le plus ordinairement le pouls du cheval.

Les PAROTIDES, qui s'étendent en arrière des ganaches, de la gorge au bas des oreilles, ont pour base les glandes salivaires de ce nom. Ces deux régions laissent voir sur elles un sillon plus ou moins dessiné qui marque la ligne de démarcation entre la tête et l'encolure.

La GORGE, placée au-dessus de l'auge et au commencement du bord inférieur de l'encolure, a pour base le *larynx*. Cette région, très sensible, ne doit pas être comprimée par la sous-gorge de la bride, du bridon ou du licol.

La tête peut encore être considérée dans son ensemble

au point de vue de sa forme, de sa longueur, de son volume, de son attache, de sa direction ou de son port.

Comme chez les chiens de nos jours, la tête était jadis caractéristique de la race du cheval, mais par suite des croisements répétés, opérés par l'homme entre toutes les races chevalines, les anciens caractères spécifiques ne se retrouvent plus que sur certaines individualités. Les pur-sang eux-mêmes ont des têtes se rapprochant le plus souvent de la tête arabe, mais aussi parfois de la tête du barbe. La première est dite *carrée*, parce que sa face antérieure est large et plane et que les angles qui séparent les faces latérales sont assez prononcés; c'est la plus recherchée.

Les danois et les anciens normands avaient une tête *busquée*, dont le profil était convexe des oreilles au bout

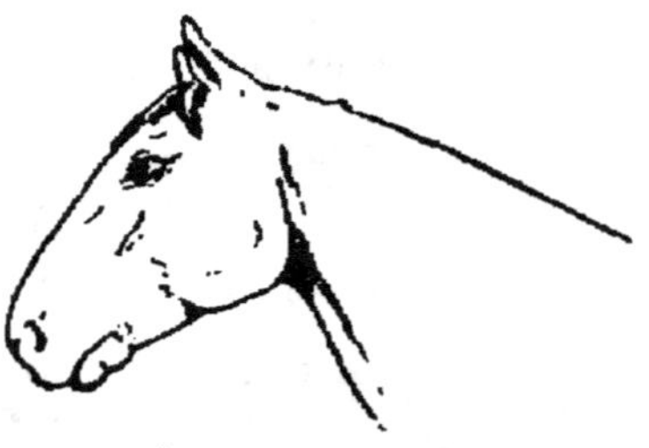

Fig. 12.

du nez; généralement longue et étroite, elle fut à la mode pour les carrossiers du début du XIXᵉ siècle (v. fig. 12).

La tête à profil concave appartenait aux ardennais, aux bretons, aux landais. On la retrouve encore dans nos effec-

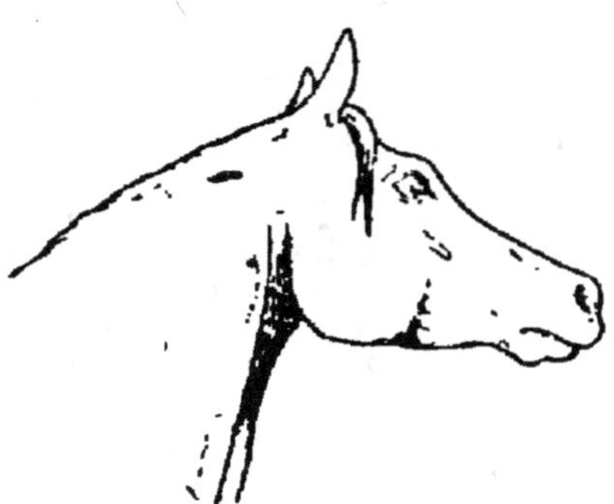

Fig. 13.

tifs sur quelques produits de ces deux dernières contrées. Cette tête est dite *camuse* (voir fig. 13).

Outre les caractères de races, on peut reconnaître des formes correspondant à des anomalies de caractère. Certains individus de caractère ombrageux ont une proéminence du profil au niveau des orbites, faisant dire qu'ils ont une tête de *cabochard*. Sous toutes ces formes, la tête est dite *longue* lorsqu'elle pèche par excès de longueur, et cette défectuosité saute à l'œil de celui qui a un peu l'habitude de voir les chevaux. C'est un inconvénient grave pour le cheval de selle.

La tête *grosse*, à l'opposé des précédentes, est massive, empâtée, sans saillie osseuse ou musculaire, lourde et portée plus ou moins basse. Cette tête se remarque chez les chevaux mous, de race commune. Mais il est bon de dire ici que chez les jeunes chevaux, la forme de la tête et les saillies osseuses ne sont jamais nettement dessinées.

La *tête bien attachée* est celle qui part du sommet de l'encolure et s'en trouve séparée par une dépression suffisamment marquée de chaque côté sur les parotides. Cette tête est plus gracieuse et surtout plus libre dans ses mouvements.

La *tête plaquée*, au contraire, a l'air de se confondre avec l'encolure et de ne faire qu'un avec elle. Ce défaut est grave pour un cheval de selle.

La tête du cheval qui *porte au vent, a le nez en l'air* est dans une direction qui tend à se rapprocher de l'horizontale. L'animal se dérobe ainsi à l'action du mors et devient d'une conduite difficile.

La tête du cheval qui s'*encapuchonne* se trouve dans l'obliquité opposée, le toupet à l'avant, le menton rapproché du poitrail.

La tête est *bien portée* quand elle se montre légère, tenue assez haute et dans une direction légèrement en avant de la verticale.

Encolure. — Cette région s'étend, par son bord supérieur, de la nuque au garrot, et, par son bord inférieur, de la gorge au poitrail. Son extrémité supérieure, qui l'unit à la tête, est moins épaisse et moins large que celle qui en forme la base. Sa diminution progressive en se rapprochant de la tête donne à l'encolure une forme plus ou moins pyramidale. Le bord supérieur est orné de la crinière, dont les crins sont fins chez les chevaux de race distinguée, plus abondants et grossiers, au contraire, sur les chevaux communs: chez ces derniers, la crinière est souvent double, c'est-à-dire tombant des deux côtés.

Le bord inférieur, sous lequel on sent le long conduit respiratoire, doit être large et arrondi. Ce bord présente en arrière, sur l'un ou l'autre de ses côtés et dans toute sa longueur, la gouttière des jugulaires, ainsi nommée parce que les veines de ce nom en occupent le fond. C'est au tiers supérieur de cette région que se pratique habituellement la saignée.

La bonne disposition de l'encolure est toujours à rechercher pour un cheval de selle. La légèreté de son attache avec la tête, ses proportions, la façon dont elle est greffée sur les épaules en font un balancier favorable aux divers déplacements du corps en donnent de l'élégance à l'avant-main.

L'encolure peut manquer de proportions, pécher par excès de longueur ou de brièveté, être aussi trop épaisse ou trop mince. Trop longue, elle manque de force et constitue un défaut dans le cheval de selle, si la tête est lourde; trop courte, elle est peu flexible et ne couvre pas assez le cavalier.

L'encolure épaisse, charnue, qui a peu de souplesse et charge l'avant-main, est un défaut dans le cheval de selle et une qualité, au contraire, dans celui de trait.

L'encolure est dite *mince* ou *grêle* quand elle est étroite et que les muscles en sont peu développés.

L'encolure est dite *droite* ou *pyramidale* (fig. 14) quand

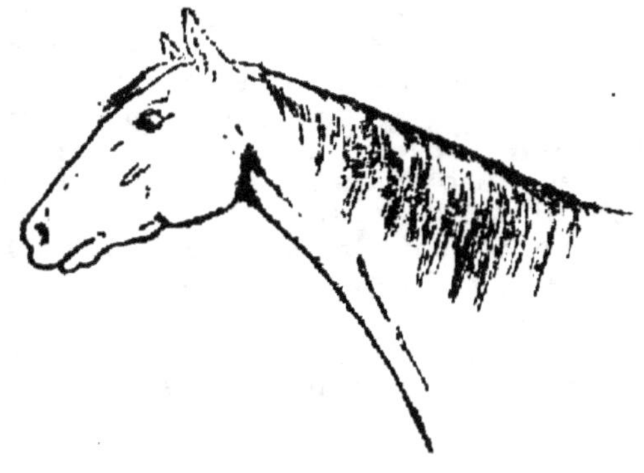

Fig. 14.

ses bords sont rectilignes, ses faces latérales presque planes ou légèrement arrondies.

L'encolure *rouée* s'arrondit en arc depuis le garrot jusqu'à la nuque; elle se présente souvent chez les chevaux arabes. Cette forme plaît parce qu'elle donne à la tête une attitude relevée et qu'elle est favorable à l'action du mors, mais son exagération permet au cheval de s'encapuchonner.

L'encolure de *cygne* est un peu longue, grêle et rouée à sa partie supérieure. L'encolure dite de *cerf* ou *renversée* est courbée en sens inverse de l'encolure rouée et elle présente une forte dépression en avant du garrot. nommée *coup de hache*. Cette dernière forme convient peu au cheval de troupe, parce qu'elle le rend difficile à conduire.

L'encolure *tombante* ou *chargée* est celle dont le bord supérieur, généralement gros et mou, se renverse sur le côté. Cette sorte d'encolure ne se rencontre que sur les chevaux de gros trait.

L'encolure est *bien* ou *mal sortie*, *bien* ou *mal greffée* suivant la manière dont elle se dégage du garrot.

Le GARROT fait suite au bord supérieur de l'encolure; c'est la partie la plus élevée de la crête osseuse qui surmonte la colonne vertébrale. Son élévation est favorable à l'attache des muscles qui facilitent le port de l'encolure; elle favorise aussi l'étendue des mouvements de l'épaule. Un garrot bien conformé doit encore se prolonger insensiblement en arrière, aussi loin que possible; cette disposition, qui aide à certains mouvements, est également utile au bon maintien de la selle.

L'élévation du garrot et sa projection en arrière sont moins nécessaires pour le service du trait.

Dans le cheval de selle, la région doit être sèche et bien évidée sur les côtés; les garrots bas, ceux qui sont dits *gras* et *empâtés*, font sujets aux blessures, surtout chez les juments, naturellement longues et basses du devant.

Le POITRAIL, marqué par les deux saillies des muscles pectoraux qui s'attachent au sternum, est placé au-dessous de l'encolure et en avant de la poitrine. Il doit avoir, comme toutes les régions en général, des dimensions en rapport avec la nature des services auxquels on destine le cheval. Pour le cheval de selle, il sera aussi haut que possible, avec des saillies musculaires bien prononcées et une largeur moyenne.

Un poitrail très large, qui nuit à la succession rapide des mouvements chez le cheval de selle, est, au contraire, une sorte de beauté relative pour le trait, parce que cette dimension, qui correspond à d'autres largeurs et à des masses charnues mieux développées, lui donne plus de poids et une plus grande surface d'appui pour la traction.

Un poitrail large fait dire d'un cheval qu'il est *bien ouvert du devant*; on le dit *serré*, *étroit*, si le contraire existe. Cette étroitesse, favorable aux allures rapides, n'est un défaut que si la poitrine manque de hauteur et de longueur.

Les ARS font suite à cette région. On désigne ainsi la surface qui unit, en arrière, le poitrail à l'avant-bras; elle est recouverte d'une peau fine, plissée et propre à faciliter, par sa souplesse, les mouvements étendus du membre.

L'INTER-ARS, partie de la poitrine entre les ars et les avant-bras, s'étend du poitrail au passage des sangles.

Par là chaleur ou par un exercice violent, les ars sont toujours le siège d'une transpiration abondante et, souvent, chez les chevaux serrés ou gros, ils subissent des frottements qui déterminent de l'échauffement à la peau et de légères excoriations; les chevaux ainsi blessés sont dits *frayés aux ars.*

MEMBRES ANTÉRIEURS.

L'examen du membre antérieur, qui complète l'étude de l'avant-main, comprend l'épaule et le bras réunis en une seule région, puis l'avant-bras, le coude, la châtaigne, le genou, le canon, le boulet, le fanon et l'ergot, le paturon, la couronne et le pied, dont il sera parlé d'une manière toute spéciale dans une autre partie de ce traité.

Le bloc de l'ÉPAULE et du BRAS, fixé de chaque côté de la poitrine et à la partie la plus avancée de cette cavité, comprend deux rayons osseux (scapulum et humérus) qui s'étendent du garrot à l'avant-bras. Le rayon supérieur dirigé obliquement d'arrière en avant à la base de l'encolure, s'unit par son extrémité inférieure à celui du bras, qui prend une direction contraire pour rejoindre l'avant-bras. De la réunion de ces deux rayons résulte l'*angle de l'épaule.*

Quatre choses sont importantes à considérer dans le bloc de l'épaule et du bras : la longueur et la direction de ses rayons, le développement musculaire de la région et l'amplitude de ses mouvements.

Chez les chevaux de cavalerie, l'épaule doit être longue et oblique et le bras doit être long et aussi rapproché que possible de la verticale, parce que c'est ainsi que la nature a conformé les chevaux les mieux spécialisés au service de la selle.

Les chevaux les plus vites à l'allure du trot ont souvent l'épaule longue mais un peu redressée, et leur bras se rapproche de l'horizontale.

Cette conformation est peu favorable à la légèreté des allures du cheval de selle. Le cheval de trait s'accommode bien d'une épaule courte et droite qui favorise le mieux le franc appui du collier.

L'*épaule droite* est souvent dite en avant, parce que ses rayons supérieurs occupent une position trop antérieure; le bras est alors trop horizontal et le cheval sous lui du devant (voir Aplombs).

La surface de l'épaule doit être légèrement arrondie et ses contours bien dessinés. Chez les chevaux distingués, énergiques, la peau y est fine et souple, les muscles parfaitement en relief.

L'épaule est *lourde* ou *chargée*, quand sa base osseuse peu apparente est comme noyée dans des tissus épais et mous.

L'*épaule maigre* est celle dont les saillies osseuses sont très apparentes par suite du peu de développement des parties charnues. Elle est dite *décharnée* quand l'amincissement des muscles se trouve porté à l'extrême.

Les épaules qui ont des mouvements bornés sont dites *froides*, *chevillées*. La première désignation s'applique particulièrement à celles qui, n'étant pas entièrement libres au sortir de l'écurie, retrouvent toute l'étendue de leurs mouvements par l'exercice. La seconde se donne de préférence aux épaules qui n'exécutent que des mouvements lents et raccourcis; cette hésitation est due le plus souvent à un état douloureux des rayons inférieurs du membre.

L'AVANT-BRAS (radius et cubitus). Cette première partie du membre, qui se dégage du tronc, fait suite à l'épaule et au bras réunis. Sa direction et sa longueur sont ce qu'il y a de plus utile à considérer.

Pour le cheval de selle, comme pour le cheval de trait, il faut absolument que cette région soit dans une direction verticale : c'est la condition indispensable à la solidité du membre. Les muscles, bien dessinés, volumineux et fermes, doivent avoir la forme d'un cône renversé. L'avant-bras ainsi constitué est dit *musclé*; il est *grêle*, *cylindrique*, lorsque les muscles ont peu de volume et que cette région manque de largeur.

L'avant-bras doit être assez long si on compare cette longueur à celles du canon et des phalanges. Les chevaux de selle les meilleurs, comme les chevaux d'artillerie les plus solides, ont les *articulations basses*.

Cette région peut être déviée de la verticale et présenter des défauts ou des vices dont il sera parlé à l'article *aplombs*.

LA CHATAIGNE est une petite plaque cornée, allongée de haut en bas, située à la face interne de l'avant-bras, au-dessus du pli du genou; cette production rugueuse est peu développée dans les races distinguées.

LE COUDE (olécrâne), situé à la partie supérieure et postérieure de l'avant-bras, auquel il est uni, ne présente une saillie bien apparente que dans les mouvements de flexion; sa beauté consiste dans sa longueur et sa bonne direction.

Par sa longueur, il est favorable à l'attache des muscles qui concourent puissamment à l'extension de l'avant-bras; par sa direction, qui doit être parallèle à l'axe du corps, il est le régulateur des aplombs et des mouvements du membre.

Si le coude incline trop en dedans, le cheval a les *coudes au corps* ou *rentrés sous la poitrine*; si, au contraire, la pointe se porte en dehors, ils sont dits *écartés*. Ces déviations entraînent le plus souvent avec elles celles des extrémités et sont cause des défauts dont il sera parlé plus loin. La pointe du coude peut être le siège d'une tumeur plus ou moins volumineuse, nommée *éponge* (voir Tares molles).

Le GENOU (os carpiens), placé entre l'avant-bras d'une part, le canon et le tendon d'autre part, doit être disposé de manière à réunir ces trois régions sur une même verticale. Sa beauté consiste non seulement dans une bonne direction, mais encore dans un grand développement en tous sens.

Centre de la colonne de soutien, dont il forme une des principales assises, le genou doit être solidement constitué, avoir de puissants moyens d'attaches pour résister efficacement au poids du corps et à l'effet des réactions. Ses surfaces seront sèches et saines, l'antérieure large et plane, la postérieure plus étroite et les côtés demi-ronds.

Le genou placé bas indique une grande aptitude aux mouvements étendus; sa position est la conséquence forcée d'un avant-bras long.

Le genou peut être volumineux par empâtement. Ce défaut naturel est le propre des chevaux communs, à peau épaisse et à tissus lâches. Quand, dans cette condition, il est dévié en dedans, on le dit *genou de bœuf*.

La face antérieure des genoux peut présenter des traces de chute sur cette région, marquées par des plaies, des cicatrices ou des poils hérissés et blancs : on dit alors que le cheval est *couronné*; c'est généralement l'indice d'une faiblesse des membres antérieurs; mais cela peut être aussi le résultat d'un accident.

Le genou peut dévier de la ligne droite et donner lieu à des défauts dont il sera parlé à l'article *aplombs*.

Le CANON (métacarpiens principal et rudimentaires) fait suite au genou; il comprend une partie osseuse qui en forme la base, puis des tendons et des ligaments qui le longent en avant et en arrière.

Pour toute espèce de services, la direction de cette région sera droite et sa face antérieure, arrondie et sèche. Sur les côtés et en arrière, les cordes tendineuses formeront sous la peau des reliefs bien prononcés, parfaitement séparés les uns des autres, de sorte que le canon, vu de profil, se montre large et son tendon bien détaché. Ces qualités sont absolues.

Les tendons grêles donnent peu de garantie de solidité et de durée. Si, au-dessous du pli du genou, le tendon offre moins de saillie et semble collé au canon, on le dit *failli*; si, au contraire, le tendon est renflé plus bas, dur, noueux et plus gros que celui du membre opposé, cela résulte d'un effort de tendon (voir Tares).

LE BOULET (formé par l'articulation du métacarpe avec la première phalange et les os sésamoïdes), compris entre le canon et le paturon, est très important à considérer. Il joue un grand rôle durant la station et surtout au moment de l'appui, en diminuant considérablement les réactions du cheval mis aux allures vives.

Pour être bien conformé, le boulet doit toujours avoir un volume proportionné au poids du corps et au développement du membre.

Sa largeur, vue de face, résulte de la grosseur des extrémités articulaires qui constituent la jointure, un peu arrondie, du canon avec le paturon. Son plus grand diamètre d'avant en arrière, vu de profil, est dû à la présence des deux os (sésamoïdes) qui, en écartant les tendons fléchisseurs, font l'office de poulie de renvoi et servent à augmenter l'effet de la puissance musculaire.

Dans les chevaux de belle race, le boulet doit avoir la peau mince et les poils fins, les contours nets et les tendons saillants. Dans les races communes et notamment sur les chevaux élevés dans les pays où le sol est humide, les tendons sont dissimulés sous une peau épaisse recouverte de poils longs, touffus et grossiers.

A la face postérieure du boulet se trouve placée une petite production cornée nommée *ergot*, autour de laquelle se groupe un paquet de poils très longs et très durs qu'on appelle le *fanon*. L'*ergot* est d'autant moins prononcé et les poils du fanon sont d'autant plus fins que les chevaux appartiennent à des races plus distinguées. Ce petit corps et les crins qui l'entourent paraissent avoir pour usage de garantir la face postérieure du boulet lorsque, dans les grandes réactions, elle vient à toucher le sol.

Un boulet petit, relativement au volume du corps, annonce toujours peu de force et surtout peu de résistance à une fatigue prolongée. On dit d'un cheval dont les boulets sont minces qu'il *manque de poignets*.

Le cheval est *droit sur ses boulets*, lorsque l'angle formé par le paturon sur le canon s'est plus ou moins ouvert et que le premier de ces os se rapproche de la verticale; il est *bouleté*, lorsque les saillies articulaires du canon sont portées en avant. Cette déviation est un signe certain d'usure ou de douleur vive dans les tendons, sur lesquels l'animal craint de se porter; c'est également un indice d'altération du pied.

Les chevaux *s'atteignent* souvent au boulet par fatigue, par faiblesse, par usure, surtout quand ils ne sont pas ferrés convenablement.

LE PATURON (première phalange), placé obliquement d'arrière en avant, entre le boulet et la couronne, rompt la ligne droite qui est formée par l'avant-bras, le genou et le canon dans le membre antérieur et par le canon seulement aux membres postérieurs.

Le paturon doit être arrondi, assez gros et suffisamment incliné pour amortir les réactions sans nuire à la solidité de la partie inférieure des membres. La peau qui le recouvre sera plus mince et plus souple au pli de la région.

La longueur et la direction de ce rayon influent beaucoup sur la durée des services de l'animal : un paturon court, gros, droit, rend l'appui plus solide et ménage les tendons; un paturon long, mince et trop incliné produit un résultat inverse; dans le premier cas, les réactions sont dures; dans le second, elles sont douces.

Suivant la longueur du paturon, le cheval est dit *court* ou *long-jointé*, et suivant son degré d'inclinaison *droit* ou *bas-jointé*.

Par suite de la malpropreté prolongée, les paturons sont sujets aux *crevasses*.

La couronne correspond à l'articulation de la 1re avec la 2e phalange. Sa beauté réside dans l'étendue de ses dimensions en largeur, en épaisseur et dans la netteté de ses contours.

Le sabot fait suite à la couronne, termine le membre et sert à son appui. Il se compose de plusieurs pièces assez distinctes, unies entre elles, savoir : la *paroi* ou *muraille*, la *sole*, la *fourchette*, les *glômes* et le *périople*.

(Pour le rôle de ces diverses pièces, voir la description du pied, chapitre 22.)

CHAPITRE X.

DU CORPS.

Le dos, situé au-dessus de la région des côtes, compris entre le garrot et le rein, a pour base les apophyses épineuses des dix à douze dernières vertèbres dorsales. Cette région, qui supporte le poids du cavalier et du paquetage, doit présenter tout à la fois des conditions de force et de souplesse plus ou moins prononcées, suivant la destination de l'animal. La solidité de la voûte osseuse qui lui sert de base en est, avant tout, la qualité indispensable. En extérieur, le dos offre à considérer sa direction, ses dimensions et le développement de ses parties charnues. La ligne du dos doit être horizontale ou légèrement inclinée d'arrière en avant; cette direction favorise l'action impulsive qui lui est transmise par le rein. Si le dos s'incline trop en avant, on le dit *plongé*.

Le cheval a un *bon dessus*, le *dos bien fait*, quand cette

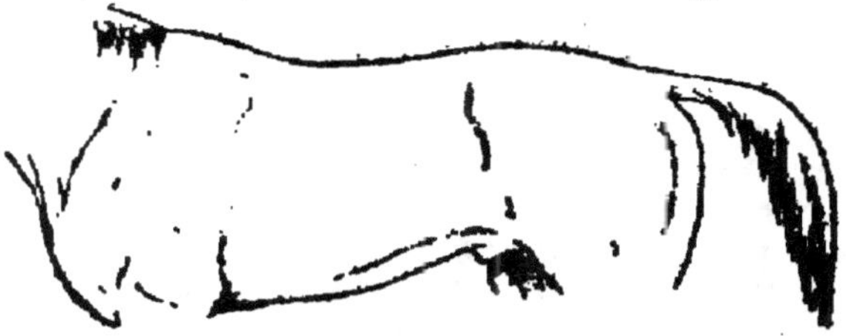

Fig. 15.

région, large, joint la brièveté à une bonne direction;
c'est un indice de force (fig. 15).

On le dit *ensellé* ou *creux* (fig. 16), quand il décrit une
courbe en contre-bas; ce défaut n'est pas rare chez les

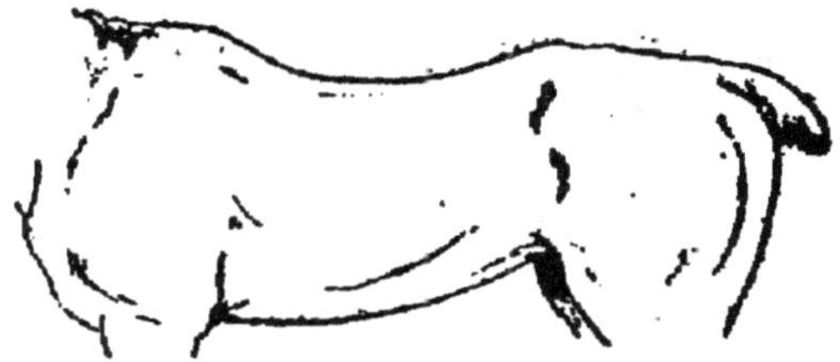

Fig. 16.

vieux chevaux, qui ont également les parties charnues du
dos plus ou moins amaigries.

Si la ligne dorsale est légèrement convexe, le dos prend
le nom de *dos de mulet* (fig. 17) et celui de *dos de carpe*,

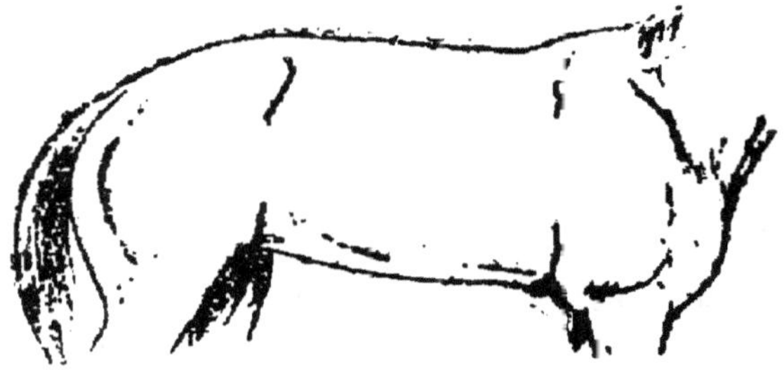

Fig. 17.

si la convexité est plus prononcée. Dans ces deux cas, les
conditions de solidité sont remplies, mais le cheval a les
réactions dures et convient mieux au bât qu'à la selle.

Quand le dos est étroit, et que la crête osseuse fait saillie sur les muscles, on le dit *tranchant;* quand, au contraire, cette crête est noyée dans le relief formé de chaque côté par la partie charnue, on le dit *double.*

Le REIN fait suite au dos; limité en arrière par la croupe et les hanches, sur les côtés par les flancs, il a pour base les vertèbres lombaires.

Le rein présente la même direction et la même largeur que le dos; ses conditions de bonne ou de mauvaise conformation sont aussi les mêmes.

Pour être beau, il doit être court, large et bien musclé.

Le rein est *mal attaché* ou *mal soudé,* lorsque l'abaissement est prononcé et que la croupe paraît plus élevée. Ce défaut, s'il coïncide avec un rein long, étroit et maigre, nuit à la rapidité des allures, rend l'action de reculer difficile et est défavorable à la solidité.

Le rein, aussi bien que le dos, peut être *tranchant* ou *double;* ce dernier caractère se remarque sur les chevaux de trait. C'est vers la partie moyenne que l'on exerce un léger pincement pour s'assurer de la sensibilité et de la souplesse du rein.

LE FLANC, situé de chaque côté du rein, en arrière des côtes et en avant des hanches, est beau quand il est court et plein.

Sa brièveté, due à l'élévation et au cintre plus prononcé des dernières fausses côtes, coïncide toujours avec une poitrine longue et un rein court. Un flanc long est la conséquence forcée de la disproportion contraire. Les juments ont naturellement cette région plus longue que les chevaux.

Quand les chevaux se nourrissent mal, ou sont mal nourris, sont maigres ou maladifs, le flanc présente deux dépressions bien accusées : l'une supérieure et l'autre inférieure, séparées obliquement par un relief musculaire qu'on appelle la *corde du flanc.* Lorsque la dépression supérieure forme un enfoncement prononcé, le flanc est dit *creux;* il est *cordé,* si la saillie musculaire est par trop visible; on le dit encore *retroussé,* quand il semble rétracté et remonté. Enfin, si ces caractères sont très apparents, le cheval est dit *efflanqué.*

Cette région est surtout importante à considérer en raison des mouvements respiratoires qui s'y reflètent.

Dans l'état sain et au repos, les mouvements du flanc sont lents et réguliers; le contraire a lieu dans certaines maladies, comme la *pousse.* Celle-ci est caractérisée par une élévation et plus particulièrement par un abaissement des flancs, qui s'exécutent en deux temps entre lesquels il y a un arrêt désigné sous le nom de *soubresaut, coup de fouet.*

Les côtes et la poitrine. — Les côtes forment latéralement la charpente osseuse de la cavité de la poitrine dont elles protègent les organes. Du degré d'écartement, de courbure et de longueur des côtes, dépend la capacité de la poitrine.

Plus une poitrine est *ample*, plus elle est belle, mais la nature a montré que cette amplitude pouvait être obtenue par trois procédés distincts s'adaptant à des modes d'utilisation différents.

On doit considérer à la poitrine trois dimensions : la *hauteur*, de haut en bas, la *longueur*, d'avant en arrière, la *largeur*, de gauche à droite. Le terme de profondeur, tantôt employé comme hauteur et tantôt comme longueur, prête à l'équivoque et doit être abandonné.

Les meilleurs chevaux de selle ont la poitrine *haute*, *descendue* au-delà du niveau du coude, ainsi que longue, par suite d'un long sternum et de la courbure des dernières côtes, très prononcée en arrière. Leurs côtes se réunissent en formant une arcade ogivale.

Certains chevaux de demi-sang, ayant une poitrine longue et suffisamment large, ont cette région peu descendue. On les dit *faits en cigare*. C'est un grave défaut pour le cheval de selle qui est alors *trop enlevé* pour sa taille. (V. Hippométrie.)

Les chevaux de trait doivent avoir la *côte ronde* en forme de voûte romane.

La poitrine très étroite, faisant dire que la côte est plate est un défaut pour tous les services.

Le passage des sangles, situé au bas de la poitrine, en arrière de l'inter-ars, doit être nettement indiqué par une légère concavité de la ligne sous-sternale, située à 10 centimètres en arrière du coude. Si la région est plate ou la dépression collée aux coudes, le cheval se selle mal.

Le ventre, placé au-dessous des flancs et des côtes, se trouve limité en avant par le passage des sangles et en arrière par les organes sexuels et les flancs.

Le volume de cette région est habituellement en rapport avec celui des organes digestifs, dont le développement dépend beaucoup du mode de nourriture de l'animal.

Chez les chevaux bien conformés, le ventre ne dépasse jamais le cercle des côtes et affecte avec elles et le flanc, une forme cylindrique.

Si le ventre est volumineux, on le dit *avalé*, *tombant* ou *ventre de vache;* cette disposition annonce un cheval mou, peu propre aux allures rapides et prédisposé aux blessures produites par la sangle.

Si l'animal présente le défaut opposé, c'est-à-dire si son ventre paraît retiré vers le flanc, on le dit *levretté* ou *étroit de boyaux*. Cela indique parfois que le sujet se nourrit mal; cependant. par l'effet d'un régime particulier ou par excès de fatigue, sans qu'il n'y ait rien à reprocher au cheval, son ventre peut être diminué de volume et même tout à fait levretté.

Sur les parois du ventre, on remarque quelquefois des tumeurs arrondies, très mobiles, constituées par une *hernie* de l'intestin.

CHAPITRE XI.

DE L'ARRIÈRE-MAIN.

La croupe fait suite au rein; elle est limitée sur les côtés par les flancs, les cuisses et, postérieurement, par la queue; l'épine sus-sacrée et le coxal en forment la base.

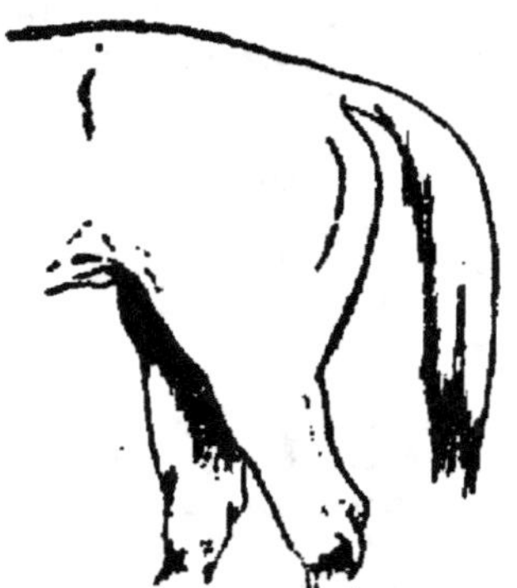

Fig. 18.

Dans le cheval de selle, la croupe est bien conformée quand elle est *longue*, suffisamment *inclinée, large, bien musclée* et parfaitement *symétrique* (fig. 18).

La longueur de cette région favorise l'action des muscles qui s'y fixent et augmente, par cela même, la puissance transmise au tronc par les efforts impulsifs des membres postérieurs. La disposition contraire est toujours un défaut chez un cheval de selle.

La longueur de la croupe se mesure de l'angle de la hanche à la pointe de la fesse, en passant par la saillie du trochanter qui correspond à l'articulation coxo-fémorale, située assez profondément (fig. 2). En avant du trochanter, se trouve l'ilium, en arrière, l'ischium; en se rencontrant ils forment un angle généralement plus ouvert chez le cheval de pur-sang que chez le demi-sang. On a observé que la spécialisation du cheval, à l'allure du galop, augmentait la longueur de l'ischium par rapport à celle de l'ilium, au point de l'égaler chez les très beaux hunters. Au contraire, les spécialistes du trot ont un très grand ilium et un ischium beaucoup moins grand. Cette dernière conformation n'est pas à rechercher pour le cheval de cavalerie.

Quant à sa direction, la croupe doit être moyennement inclinée. Au milieu du XIXe siècle, quand les courses étaient de plusieurs kilomètres, la croupe horizontale était recherchée comme favorisant la vitesse; les courses sur petites distances ont éliminé cette conformation.

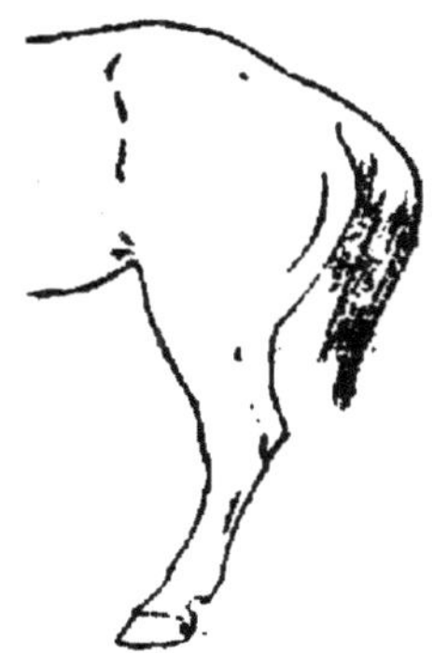

Fig. 19.

Si l'obliquité de la croupe est exagérée, la croupe est dite *avalée* (fig. 19) et, si elle est en même temps courte, on la dit *coupée*.

La croupe doit toujours être bien *musclée*, mais cette musculature doit être d'ordre différent pour le cheval de selle et pour le cheval de trait.

Chez le cheval de selle, les muscles doivent surtout être longs et attachés sur un squelette développé qui perce cette musculature à l'angle de la croupe, à l'angle de la hanche, au niveau du trochanter, à la pointe de la fesse et sur l'épine acromienne. Cette croupe est dite *anguleuse*. La saillie des angles internes de l'ilium (angle de la croupe) forme la *bosse du saut*.

Si, avec l'épine acromienne en saillie, les couches musculaires forment un plan très incliné de chaque côté, la croupe est dite *tranchante*.

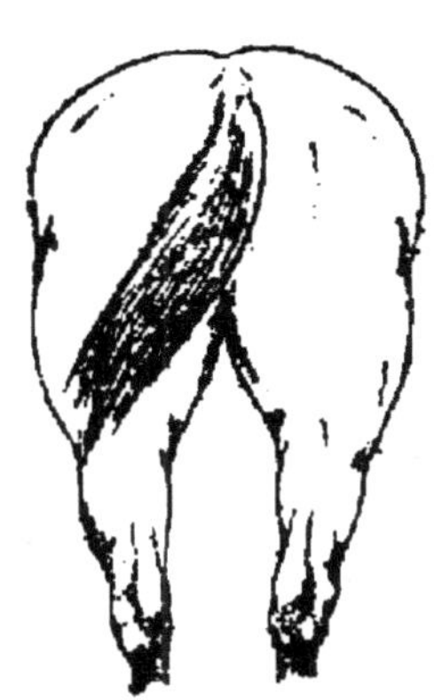

Fig. 20.

Chez le cheval de trait, la musculature doit être épaisse plutôt que longue, l'intensité de la contraction étant plus nécessaire que son étendue. La musculature doit alors noyer les sommets osseux et, si les masses charnues, fortement en saillie, sont séparées par un sillon médian bien marqué, la croupe est double (fig. 20).

Le cheval d'artillerie doit avoir une croupe intermédiaire entre celle du cheval de selle et celle du cheval de trait.

Dans tous les cas, la croupe doit être *large*; le cheval est alors *ouvert du derrière*; cette largeur prononcée est une beauté de premier ordre chez une jument poulinière.

La croupe étroite est toujours défectueuse; si cette

étroitesse ne se remarque qu'à la partie postérieure, l'animal est dit *pointu du derrière*.

La croupe doit être symétrique; c'est une condition indispensable pour que le jeu alternatif des deux membres postérieurs soit régulier. L'asymétrie de la croupe est souvent causée par une lésion du membre, particulièrement du jarret. Si la lésion est récente, il y a atrophie musculaire du côté malade; si la lésion est ancienne, il y a dénivellement de l'un des deux angles internes de l'ilium qui forment par leur réunion l'angle de la croupe.

L'asymétrie de la croupe s'accompagne toujours d'un vice d'aplomb. (V. aplombs.)

LES HANCHES correspondent à la saillie osseuse formée par l'angle externe de l'*ilium*. La beauté principale de ces régions, qui dépend de la largeur de la croupe avec laquelle elles se confondent, réside dans leur écartement.

La hanche est *bien sortie* quand, placée à la hauteur de la croupe, sa surface, demi-ronde, est assez proéminente. Si cette proéminence est exagérée, le cheval est *cornu*. Ce défaut original, particulier à certaines races, ne doit pas être confondu avec celui résultant d'un état de maigreur.

La hanche présente une saillie d'autant plus élevée que la direction de la croupe est plus oblique. La hanche qui n'est pas assez saillante est dite *effacée* ou *coulée*; elle est *noyée* si elle paraît enfoncée.

Une hanche peut être plus basse que l'autre. Cette inégalité, due le plus souvent à un accident, fait dire du cheval qu'il est *épointé*, qu'il a un *coup de balai*.

Les juments ont ordinairement les hanches plus larges que les chevaux; cette conformation est une beauté à rechercher chez une poulinière.

LA QUEUE (os coccygiens) fait suite à la croupe et couvre l'anus. Formée d'un tronçon mobile garni de crins en dessus et sur les côtés, elle sert à chasser les insectes ailés.

Sur les chevaux distingués, les crins de la queue sont fins, souples, droits ou ondulés; chez ceux de race commune, ils se montrent, au contraire, gros, épais, hérissés ou entremêlés.

Si les crins de la queue sont rares et courts, on la dit *queue de rat*. L'observation paraît avoir démontré que les chevaux qui présentent cette particularité sont généralement énergiques. Néanmoins, la queue de rat est toujours disgracieuse.

Le tronçon peut être raide ou non, avoir différents degrés de fermeté: la grande résistance qu'il oppose quand on le soulève est considérée généralement comme un indice de vigueur.

Le tronçon et ses crins peuvent être maintenus plus ou moins longs : le cheval est *à tous crins*, si ces deux parties n'ont subi aucun raccourcissement; il est *écourté*, si une partie notable du tronçon a été retranchée.

La queue, suivant la direction de la croupe, peut être attachée plus ou moins haut. Elle est dite *bien attachée*, quand le tronçon élevé se sépare bien des fesses; si, au contraire, partant de bas, elle se détache peu, elle est alors *mal attachée*. Ce défaut accompagne ordinairement les croupes avalées et se remarque particulièrement sur les chevaux communs. Les crins peuvent être usés, arrachés, ébouriffés, par suite de la mauvaise habitude qu'ont certains chevaux de se frotter au mur ou contre les poteaux.

La FESSE, située au-dessous de la croupe et en arrière de la cuisse, qui se confond avec elle, s'étend de la base de la queue à la corde du jarret; sa partie supérieure offre une sorte de saillie nommée *pointe* ou *angle* de la fesse, qui a pour base l'angle de l'ischium.

La beauté de cette région consiste dans la proéminence et l'écartement de ses pointes, dans la longueur, la largeur et l'énergie de ses muscles. Le cheval qui présente ces bonnes conditions est dit *ouvert de derrière* et *bien culotté*.

La fesse longue, droite, bien descendue, est une beauté favorable à la vitesse; celle qui est *courte, oblique* ou *coupée*, n'a pas cet avantage; mais si les muscles en sont fermes et bien nourris, le cheval peut être appelé à faire un bon service à des allures lentes ou moins accélérées.

Les fesses aplaties, rentrées, amaigries, sont toujours un indice de faiblesse ou de dépérissement.

La CUISSE (fémur), comme la région précédente, se détache du tronc; ses limites sont : en haut, la hanche et la croupe; en avant, le flanc; en bas, la jambe, et en arrière, la fesse.

Cette région présente deux faces à considérer : l'une externe et l'autre interne, dite *plat de la cuisse*.

La cuisse, pour être belle, doit être sèche, épaisse, arrondie, et ses muscles doivent être fermes et vigoureux: cette qualité première, absolue, fait dire du cheval qu'il est *bien gigoté*. Si les muscles sont peu développés, on dit alors que l'animal a la *cuisse plate* ou *de grenouille*. Cet aplatissement, s'il ne résulte pas d'un état de maigreur accidentel, annonce toujours peu de force dans l'arrière-main. Chez les chevaux de race, vigoureux, à peau fine, la séparation des muscles forme à la face externe, des sillons prononcés, qu'il ne faut pas confondre avec ceux qui se montrent dans l'amaigrissement et que l'on désigne sous le nom de *raies de misère*. La face interne, chez les chevaux énergiques, présente aussi une séparation bien nette avec la jambe qui lui fait suite. Cette face interne, recouverte d'une peau fine, dépourvue de poils, est longée par une veine saillante nommée *saphène*.

La longueur de la cuisse doit être considérée comme une beauté *relative* à rechercher pour les allures rapides, car elle permet aux membres postérieurs d'embrasser une plus grande étendue de terrain.

LE GRASSET, situé en avant de l'angle formé par la réunion de la cuisse avec la jambe, correspond au genou de l'homme. Il a également pour base l'os désigné sous le nom de *rotule*, qui contribue à lui donner sa forme arrondie. La peau, fine et souple, qui recouvre cette région, se prolonge en avant en une sorte de bride ou de pli qui la relie à la partie inférieure du flanc et constitue le *pli du grasset.*

La beauté du grasset dépend de sa netteté et de sa direction; il doit être situé un peu en dehors pour faciliter le jeu du membre postérieur en avant, sans que la saillie du ventre puisse mettre obstacle à ce mouvement et nuire à la progression.

La rotule peut être accidentellement déviée en dehors; cette luxation, d'une réduction facile, se remarque quelquefois sur les poulains et même sur les jeunes chevaux. Les blessures de cette région sont toujours très graves.

LA JAMBE (tibia), qui s'étend de la partie inférieure de la cuisse au jarret, offre à considérer, comme l'avant-bras, auquel elle correspond, des beautés absolues et des beautés relatives.

Vue de profil, cette région doit être large, bien musclée, suffisamment longue et inclinée, pour réunir à la fois les conditions de force et de vitesse indispensables aux chevaux de troupe.

Lorsque la saillie musculaire, formée en avant et en arrière est très prononcée, le cheval est dit avoir *du mollet;* dans le cas contraire, la jambe est grêle.

Une jambe longue, moins inclinée, permet à l'animal d'embrasser plus de terrain et favorise la vitesse; cette beauté *relative* est donc à rechercher pour les chevaux que l'on destine aux allures rapides.

Chez le cheval de trait, qui va aux allures lentes, la jambe sera plutôt courte que longue, toujours très oblique et surtout fortement musclée.

Les coups de pied qui portent à la face interne de la jambe dégarnie de chair sont aussi graves que ceux qui atteignent l'avant-bras.

LE JARRET (os tarsiens), compris entre la jambe et le canon, est très important à considérer, par le rôle qu'il joue dans la station, la progression et les mouvements impulsifs; aussi doit-il être solidement constitué pour soutenir, par la puissance de ses ressorts, l'action des muscles de l'arrière-main, pour résister à la réaction produite dans les mouvements d'enlever, comme le cabrer, et dans ceux de grande vitesse ou d'arrêt brusque en cas d'allure vive.

Indépendamment de ses faces, le jarret présente plusieurs parties qu'il importe de faire connaître : 1° le *pli*, c'est-à-dire l'angle rentrant que l'on observe à la face antérieure; 2° la *pointe* ou le *sommet*, formé par l'extrémité d'un os qui correspond à celui du talon de l'homme et que l'on nomme le *calcanéum;* 3° la *corde*, constituée par de forts tendons; 4° son *vide* ou *creux*, qui se trouve situé entre le calcanéum et l'extrémité inférieure de l'os de la jambe ou *tibia*.

Comme toutes les régions, le jarret présente des conditions de bonne ou de mauvaise structure, ainsi que des beautés absolues et relatives.

On le considère comme *beau* et *bon*, quand, mesurant une grande largeur du pli à la pointe, il est en même temps épais d'un côté à l'autre, sec, net et bien évidé.

On considère comme des défauts absolus le manque de largeur sur toutes ses faces, ou simplement l'étranglement prononcé à sa base.

Le jarret, suivant le degré d'ouverture de l'angle qu'il forme, peut être *droit* ou *coudé;* le premier, lorsqu'il est suffisamment large et placé bas, est favorable à la vitesse, notamment sur les terrains plats; le second favorise davantage les mouvements enlevés, surtout avec la croupe longue et oblique.

La direction des jarrets peut s'écarter de l'axe du corps et leurs pointes se rapprocher jusqu'à se toucher: cette déviation en dedans rend le cheval *crochu* ou *clos* de derrière; si, au contraire, les pointes se portent en dehors, l'animal est *ouvert* et ses jarrets sont le plus souvent *vacillants* (voir APLOMBS).

Le jarret peut être empâté par suite de maladies intéressant les os, les ligaments, l'articulation elle-même, ou présenter des tumeurs dures, molles plus ou moins prononcées (voir TARES).

Les rayons qui terminent les membres postérieurs après les jarrets, à part un peu plus de longueur, présentent les mêmes caractères de beauté et de défectuosité que les parties qui leur correspondent dans les membres antérieurs.

DES OUVERTURES NATURELLES
ET DES ORGANES SEXUELS.

L'ANUS. — On nomme ainsi l'ouverture postérieure du tube digestif qui se trouve placée sous la queue, où elle forme un bourrelet circulaire. Cette terminaison du *rectum*, recouverte par une peau fine, doit être arrondie, peu volumineuse et toujours parfaitement close par la constriction énergique du muscle *sphincter*. Ces caractères sont un indice de vigueur, de bonne santé, et il y a lieu de supposer le contraire si l'anus est enfoncé, flasque et ballottant.

Parfois, il est béant chez les sujets faibles, vieux et épuisés; si, dans ces conditions, l'animal expulse des gaz ou des crottins mal liés, on le dit *vidard*. Les chevaux ont souvent autour de l'anus des tumeurs de volume variable, constituées par une matière noire appelée *mélanose*.

La VULVE. — On désigne ainsi l'orifice extérieur des organes génito-urinaires de la jument.

Située sous l'anus, cette ouverture, de forme allongée, est maintenue fermée par deux lèvres verticales et par un relief légèrement arrondi que recouvre une peau fine, luisante, dépourvue de poils. Pendant l'émission de l'urine, la contraction fait jaillir à sa commissure inférieure un petit corps arrondi : c'est le *clitoris*, qui se durcit et apparaît souvent quand les désirs sexuels se font vivement sentir.

Les lèvres de la vulve doivent être fermes et ne présenter aucune trace de blessures ni de végétations (verrues).

Les MAMELLES, situées en arrière du ventre et entre les cuisses, forment deux éminences arrondies, séparées l'une de l'autre par un sillon peu profond. Elles présentent, vers leur centre, un petit prolongement nommé le *mamelon*, qui, percé de plusieurs trous, donne passage au lait que le jeune sujet attire par succion. Les mamelles, hors le cas de plénitude, sont généralement peu volumineuses; mais chez les juments destinées à la reproduction, elles doivent être bien dessinées et surtout exemptes de maladies.

Le FOURREAU, est un repli que forme la peau, à la région postérieure du ventre, pour envelopper et protéger la partie libre de la verge. À l'endroit où elle s'infléchit et s'engaine, la peau, tout à fait fine, sécrète à sa surface une matière grasse destinée à faciliter la sortie de l'organe mâle.

Pour ne mériter aucun reproche de ce côté, le cheval doit avoir un fourreau peu volumineux, large et souple. Quand cette espèce d'étui se trouve gonflé, trop étroit ou en partie obstrué par de la matière grasse, de couleur noire, la verge ne peut pas en sortir et alors l'animal *pisse dans son fourreau*. Cet inconvénient est plus ou moins grave.

Le PÉNIS, toujours retiré à l'intérieur du fourreau, excepté au moment de l'émission urinaire et de l'érection, doit être lisse, cylindroïde et avoir une longueur convenable.

Les testicules, organes du cheval entier, au nombre de deux, l'un à gauche, l'autre à droite, sont situés entre les cuisses, dans la région dite *inguinale*.

On dit *hongres*, les chevaux privés de leurs testicules par la castration, tandis que l'on donne le nom d'*étalon* au cheval destiné à la reproduction.

Le cheval cryptorchide, vulgairement appelé *couillard*, est celui dont l'un des deux ou les deux testicules ne sont pas descendus dans les bourses; ce cheval conserve du goût pour les juments, saute sur elles, entre en érection et fonctionne comme les chevaux entiers.

Le périnée est l'espace compris entre les fesses, de l'anus aux testicules chez le cheval, et de l'anus à la vulve chez la jument; mais on doit également comprendre dans le périnée la région qui s'étend de la commissure inférieure de la vulve aux mamelles.

La peau du périnée doit être fine, souple et sans nodosités: cette surface correspond, dans une grande étendue, chez le cheval, au canal (urètre) qui conduit l'urine au dehors.

Le raphé est une ligne longitudinale formant relief et située dans le milieu du périnée.

CHAPITRE XII.

TARES DES MEMBRES.

On réserve particulièrement le nom de *tares* aux tumeurs dures ou molles placées le long des rayons osseux et au pourtour des articulations, qui gênent plus ou moins les mouvements des membres et rendent très souvent les chevaux boiteux.

Par extension, on a aussi donné le nom de *tares* à des traces d'accidents ou d'opérations (cheval taré par le feu, par les cicatrices de vieilles lésions).

Les tares *dures* ou *osseuses* sont constituées par des tumeurs de volume variable, plus ou moins régulières. Elles sont le plus souvent le résultat de la *fatigue* et la manifestation extérieure de lésions profondes, mais parfois aussi, elles résultent d'un effort ligamenteux (entorse) ou d'un coup (traumatisme) et n'attaquent alors que le périoste.

Les premières sont *héréditaires;* les accidentelles et les traumatiques ne le sont pas.

Suros (fig. 21). — Les trois os des canons antérieurs se soudent pendant le dressage (de 2 à 7 ans). Cette soudure s'accompagne de manifestations variées suivant que le travail est plus ou moins violent, suivant aussi la résistance du tissu osseux des individus et des races :

1° L'unification des trois os s'opère sans manifestations extérieures;

2° Des tumeurs osseuses nommées *suros* se manifestent sans causer de boiteries;

3° La soudure est accompagnée de manifestations douloureuses et presque toujours alors accompagnée de suros consécutifs.

Ces exostoses sont souvent placées au niveau des rainures séparant les métacarpiens; ils sont dits alors *inter-métacarpiens* et les internes sont beaucoup plus fréquents que les externes. Mais il existe aussi des suros en arrière des métacarpiens rudimentaires; ces suros, dis *post-métacarpiens*, s'accompagnent presque toujours de boiterie.

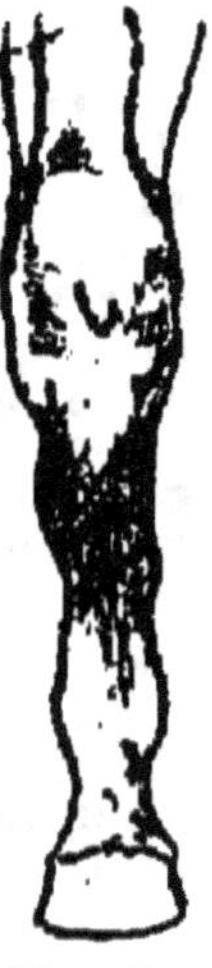

Fig. 21.

L'inflammation des canons peut se propager à l'articulation du genou, surtout du côté interne qui apparaît alors plus bas d'un côté que de l'autre par suite d'une légère tuméfaction. Les *suros du genou* sont plus graves que les suros du canon.

Les tumeurs osseuses des phalanges prennent le nom de FORMES (fig. 22).

Il y a quatre principales sortes de formes :

1° Les formes *coronaires*, ou de l'articulation coronaire qui surviennent surtout chez les chevaux de selle, aux

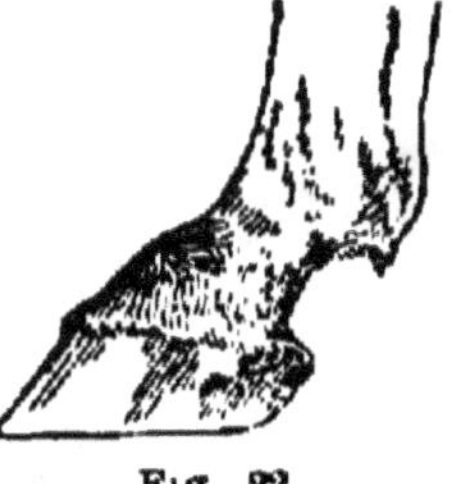

Fig. 22.

membres postérieurs. La lésion première est dans l'articulation et la forme coronaire indique une maladie grave;

2° Les formes *du paturon*, dues à une lésion des points d'attache des ligaments phalangiens; elles sont peu graves;

3° Les formes *cartilagineuses*, dues à l'ossification trop prononcée ou trop hâtive des cartilages complémentaires de l'os du pied; elles s'accompagnent souvent d'autres lésions d'*ostéite phalangienne*, dont elles sont une des manifestations;

4° Les formes *traumatiques*, qui siègent sur toute la hauteur de la région phalangienne; elles sont dues, du côté interne à des atteintes. et du côté externe à des coups; la peau est souvent lésée à leur niveau.

Le jarret est le siège de lésions assez fréquentes. La plus grave a reçu le nom d'*éparvin* (fig. 23). C'est une inflammation profonde qui soude entre eux les osselets de

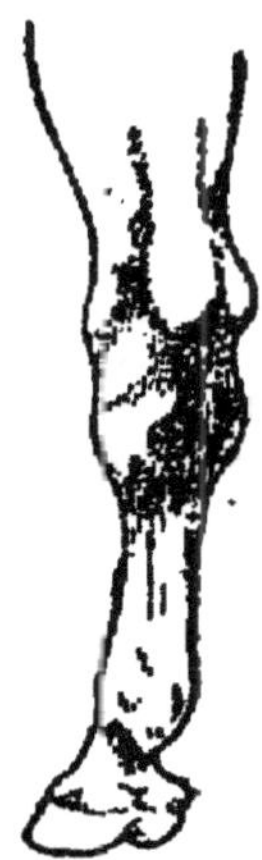

Fig. 23.

la base du tarse. Parfois elle se manifeste au côté interne de la base du jarret par une tumeur osseuse qu'on nommait jadis un *éparvin calleux* pour le différencier de l'*éparvin sec*. (V. vices d'allures.)

Cette soudure des os de la base du jarret peut se faire comme celle des os du canon, sans provoquer ni boiterie, ni exostose; la tumeur qui en est le prolongement, n'est grave qu'en tant que manifestation extérieure d'une lésion profonde.

Les jeunes chevaux qui se servent mal de leurs jarrets doivent être ménagés, pour permettre à la soudure des os de la base du tarse de se faire autant que possible sans indisponibilité véritable. La *tumeur osseuse* est plus fréquente chez les chevaux de trait, et, dans tous les services, il peut exister des éparvins *traumatiques* dus à une entorse, à une atteinte ou à un coup.

La *courbe*, excessivement rare, est une exostose située à la partie supérieure et interne du jarret.

Le *jardon*, est un développement exagéré de la tête du métatarsien rudimentaire externe qui rompt la rectitude du profil postérieur du jarret. Ce n'est pas une tare.

La *jarde*, située au même niveau, est le claquage d'un ligament qui s'attache, en la recouvrant, sur la tête de ce métatarsien rudimentaire externe. Ce claquage survient chez les jeunes chevaux qui *s'acculent*; la jarde n'est pas grave et guérit souvent; très rarement, une petite exostose peut survenir au point d'attache du ligament claqué (fig. 23 *bis*).

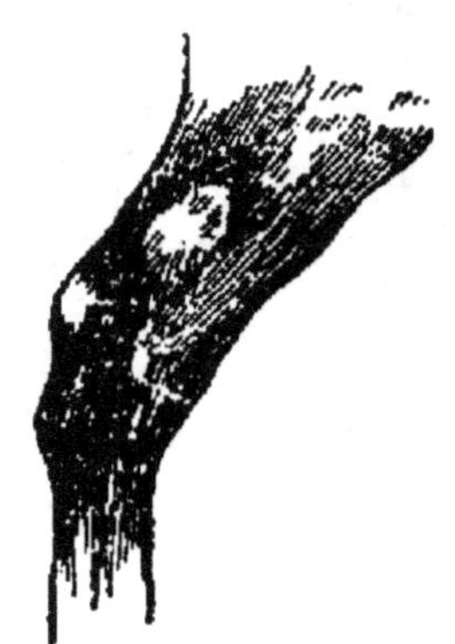

Fig. 23 *bis.*

LES TARES MOLLES sont des lésions des tissus mous; elles siègent au niveau des articulations et sur le trajet des tendons. Elles sont dues à des causes très différentes :

1° A un simple œdème du membre, chez les jeunes chevaux lymphatiques qui ne sortent pas assez de l'écurie; 2° à une fatigue générale, sans lésion grave et sans boiterie accentuée; 3° quand elles s'accompagnent de boiterie, elles sont presque toujours une manifestation extérieure d'une lésion plus profonde d'un os, d'un ligament ou d'un tendon avoisinant.

Les dilatations des poches synoviales (voir anatomophysiologie), à la face postérieure du boulet, s'appellent *molettes*; celles qui font saillie entre le canon et le suspenseur sont *articulaires*; celles qui accompagnent en arrière les tendons fléchisseurs, plus volumineuses, sont *tendineuses* (fig. 24).

Les dilatations des poches synoviales du genou et du jarret s'appellent des *vessigons* (fig. 23 et 24). Les vessigons du jarret sont articulaires ou tendineux; chacun présente trois culs-de-sacs distincts qui permettent de les différencier sûrement et de les traiter de façon différente.

Le *vessigon articulaire* a un cul-de-sac antérieur sur le côté interne du pli du jarret et deux autres, petits, symétriques, en avant de la corde du jarret.

Le *vessigon tendineux* a un cul-de-sac impair au niveau de la châtaigne (fausse jarde) et deux culs-de-sac symétriques, assez volumineux, en avant de la corde du jarret, derrière les vessigons articulaires. Les petits *vessigons du genou*, placés en avant, sont articulaires. Ceux placés en arrière sont tendineux et accompagnent généralement un claquage profond des tendons.

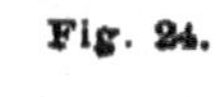

Fig. 24.

HYGROMAS. — Quand un frottement répété détermine la formation d'une poche sous-cutanée, on l'appelle un hygroma; les principaux sont : (fig. 25) l'*hygroma du bou-*

let, en avant de cette articulation, l'*hygroma du coude*, appelé *éponge* et l'*hygroma du jarret* qui siège à la pointe et se nomme *capelet* (fig. 25). Le manque de litière est la principale cause de la formation de ces hygromas; il faut supprimer les frottements, les froissements, les appuis persistants des régions qui les portent.

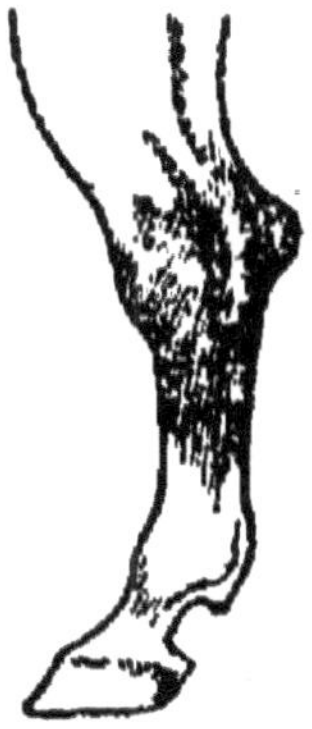

Les tendons qui siègent en arrière du canon sont le siège d'efforts presque toujours progressifs. La région perd sa netteté, se tuméfie et la boiterie apparaît. Après guérison, les tendons ont souvent un profil convexe, signe d'effort ancien du tendon perforé.

Presque tous les chevaux de pur-sang qui ont travaillé très jeunes et très vite ont eu les tendons plus ou moins lésés, mais la guérison peut être définitive.

On distingue les *efforts de tendons*, vulgairement appelés *claquages* : 1° suivant les régions; 2° suivant leur intensité.

Fig. 25.

On dit : effort du perforé (le plus fréquent chez le cheval de selle); effort de la bride carpienne (le plus fréquent chez le cheval de trait); effort du suspenseur (v. anatomophysiologie); on distingue le tendon *chauffé*, très peu atteint et depuis peu de temps, du tendon *claqué*, dont la lésion est très nette.

Tant qu'un tendon déformé n'est pas tout à fait froid, il n'est pas guéri.

CHAPITRE XIII.

DE L'AGE.

L'évolution des dents et les changements successifs qui s'opèrent dans leur forme par l'effet de l'usure, servent à déterminer l'âge du cheval aussi exactement qu'il est possible de le faire. Mais, pour bien comprendre la signification de ces différents caractères, que les personnes les mieux exercées ne réussissent pas toujours à saisir, il faut avoir sur la structure et la configuration des dents quelques notions précises tout à fait indispensables.

Les dents ont été divisées en *incisives*, *crochets* et *molaires*. Leur sortie a lieu à des époques assez bien déterminées. Il en est qui poussent peu de temps après la naissance pour tomber à l'époque de l'âge adulte. Ces dents, dites de *lait* ou *caduques*, font place à celles de *remplacement* ou *de cheval*. Enfin, il y en a d'autres dont la venue est tardive, qui ne tombent jamais, auxquelles on a donné pour cela le nom de *persistantes*. Dans cette catégorie, sont compris les crochets et les dernières dents molaires.

Les *incisives* fournissent sur l'âge du cheval les indices les plus sûrs. Elles sont fixées les unes à côté des autres, dans des trous appelés *alvéoles*, à l'extrémité de chaque mâchoire où leur réunion forme une courbe régulière dite *arcade dentaire*. C'est la mâchoire inférieure surtout que l'on doit consulter.

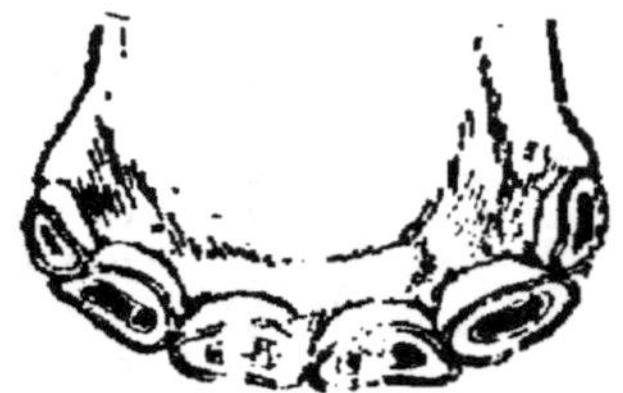
Fig 26.

Les dents incisives, au nombre de six, portent les noms de *pinces, mitoyennes* et *coins* (fig. 26); les deux premières occupent le milieu de l'arcade, les mitoyennes viennent ensuite des deux côtés et puis les coins.

Chaque dent, examinée isolément, présente une partie libre ou *couronne* et une partie fixée dans la mâchoire ou *racine*. Deux substances bien distinctes concourent à les former : l'une, blanche, nacrée, très dure, constitue l'enveloppe extérieure de l'organe ou l'émail; l'autre, jaunâtre, moins dure, renfermée dans la première, est formée par l'ivoire ou partie osseuse de la dent. Dans les incisives, l'émail extérieur, dit d'*encadrement*, se réfléchit à l'extrémité de la partie libre de la dent et pénètre dans son intérieur pour y former une cavité ovalaire, nommée *cornet dentaire extérieur*. Un enduit noirâtre tapisse le fond de ce cornet et constitue ce que l'on est convenu d'appeler le *germe de fève* (fig. 27).

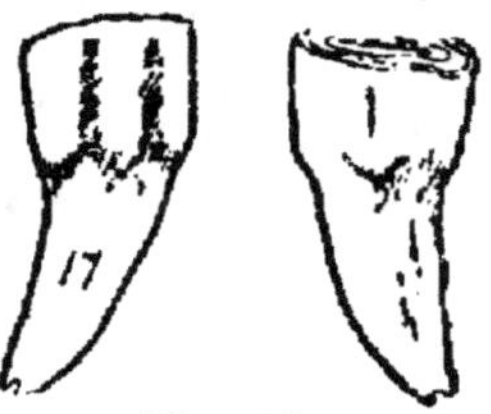
Fig. 27.

L'ivoire est également creusé par une cavité qui s'élève de bas en haut jusqu'à la hauteur du cul-de-sac du cornet précédent dont elle croise la direction en avant (fig. 28).

Cette cavité, comprise dans la racine, renferme la pulpe de la dent, substance vasculaire et nerveuse. Sous la pression des nouvelles couches osseuses qui se forment en dedans, les parties molles disparaissent d'une manière lente et le vide du *cornet intérieur* se remplit par le haut.

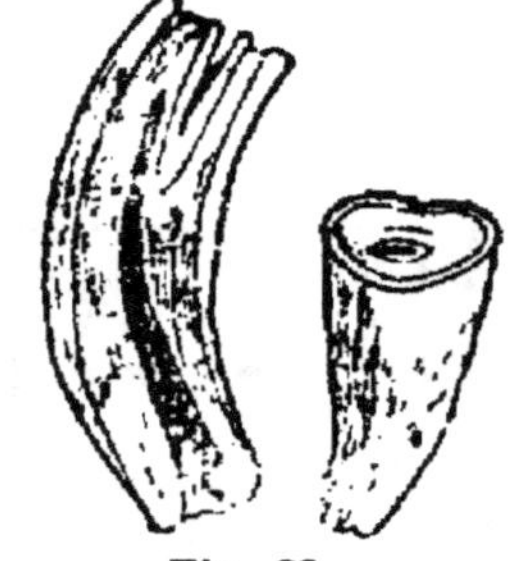
Fig. 28.

A l'extrémité de la partie libre de chaque incisive, lorsque la dent de cheval n'a pas encore usé, on ne voit partout que l'émail, à l'extérieur, sur le tranchant des deux bords et à l'intérieur du cornet dentaire externe. Cette cavité à fond noir, d'une profondeur moyenne de 15 millimètres, diminue peu à peu d'étendue par suite du frottement. Bientôt elle se rapproche du bord postérieur de la dent où elle forme un petit cul-de-sac à bord saillant qui finit par disparaître. Mais, avant que celui-ci se soit complètement effacé, le fond du cornet dentaire interne se montre déjà sur la *table dentaire*, en avant du *cul-de-sac de l'émail central*, sous la forme d'une bande jaune clair, appelée *étoile dentaire* ou *radicale*, qui tranche sur la teinte plus foncée de l'ivoire ancien. Enfin, l'oblitération ou obstruction de la cavité interne, commencée par le haut, continue à se faire en descendant du côté de la racine.

La table dentaire, à mesure qu'elle se rapproche de l'extrémité inférieure par l'effet de l'usure, se rétrécit et prend successivement des formes diverses assez nettement accusées.

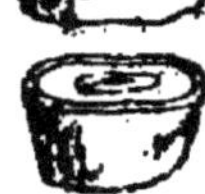
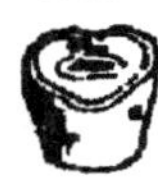
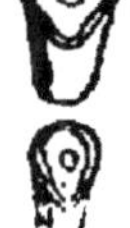

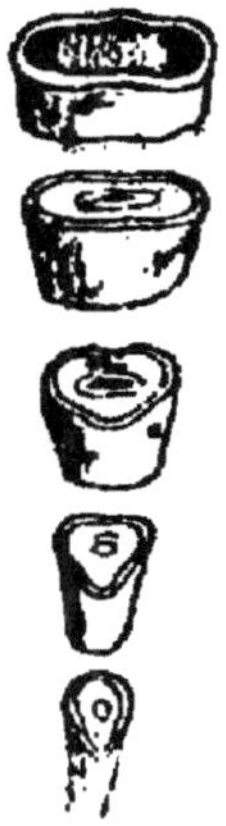

Ces changements, très appréciables, que présente la table des dents de l'animal qui vieillit, constatés et suivis avec attention sur un cheval d'un âge bien connu, ont d'abord servi pour tous à déterminer, par comparaison, le nombre approximatif des années écoulées, et plus tard ils sont devenus les signes caractéristiques des différents âges.

La chose sera plus facile à expliquer et à saisir au moyen de la figure suivante (fig. 29); si, par exemple nous prenons une incisive d'adulte, l'examen le plus simple fait voir que sa partie libre est aplatie d'avant en arrière et que sa forme est à peu près celle d'un ovale allongé.

Si, maintenant, à partir de la couronne, nous pratiquons des coupes transversales et successives, de 4 en 4 millimètres, on verra la table s'arrondir d'abord, puis s'aplatir ensuite sur les côtés et prendre enfin une forme triangulaire et biangulaire, au fur et à mesure que la coupe se rapproche de l'extrémité de la racine (fig. 29).

Fig. 29.

La théorie de l'âge repose sur ces changements qui correspondent chacun à une période de la vie; ce qui permet déjà de dire que le cheval dont les incisives sont ovales n'a pas dépassé huit ans, et que celui dont la forme de la table est arrondie n'a pas dépassé douze ans, etc.

Les incisives caduques, de lait, se distinguent de celles de remplacement ou adultes, par leurs dimensions plus petites et leur blancheur plus prononcée, enfin, par une sorte d'étranglement ou *collet*, qui sépare la partie libre de celle qui est enchâssée dans l'alvéole. Ces dents, d'une dureté moindre que les incisives d'adultes, usent aussi moins régulièrement et plus rapidement qu'elles; cependant, la date de leur chute est assez précise.

Lorsqu'une dent incisive commence à sortir, on n'aperçoit qu'un bord tranchant, c'est le bord antérieur de la dent; le bord postérieur n'est apparent que quelque temps après.

Signes à l'aide desquels on peut reconnaître l'âge des chevaux. — L'étude de l'âge offre trois périodes distinctes à considérer :

1° La sortie et le rasement des dents incisives caduques;

2° La sortie et le rasement des dents de remplacement;

3° Les formes diverses que prennent les tables rasées et usées.

On dit d'une dent qu'elle a usé, quand son bord antérieur, le premier sorti et le plus élevé, a perdu par l'usure la couche d'émail qui le rendait tranchant. On la dit *rasée*, quand sa cavité extérieure a disparu. L'extrémité de la dent, devenue plane, prend le nom de *table dentaire* et alors, la couleur jaune de l'ivoire y tranche sur l'aspect vitreux des deux couches d'émail.

1° A sa naissance, le poulain est généralement dépourvu d'incisives. Les pinces sortent du sixième au huitième

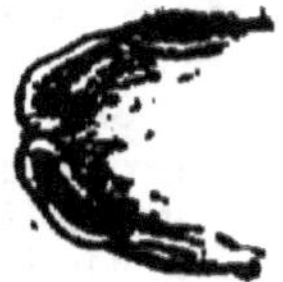
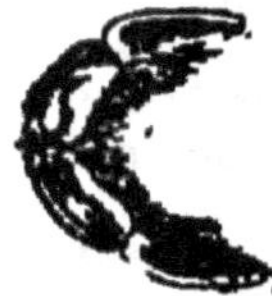
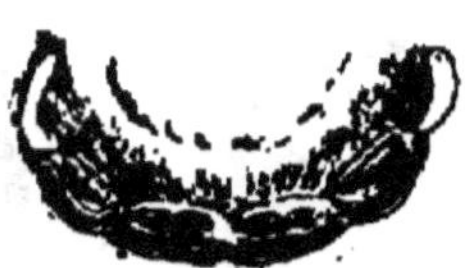

Fig. 30.　　　　Fig. 31.　　　　Fig. 32.

jour (fig. 30); les mitoyennes, du trentième au quarantième (fig. 31); les coins, de six à dix mois (fig. 32).

Le rasement des dents de lait se fait vite et les changements de forme ne sont pas bien saisissables.

Heureusement qu'à cet âge, on a. pour se guider, les formes, la taille et la physionomie du jeune sujet.

A dix mois, les pinces sont rasées; à un an, les mitoyennes; à quinze ou vingt mois les coins.

2° A deux ans et demi, trois ans, les pinces de lait sont remplacées par les pinces de cheval (fig. 33), les mitoyen-

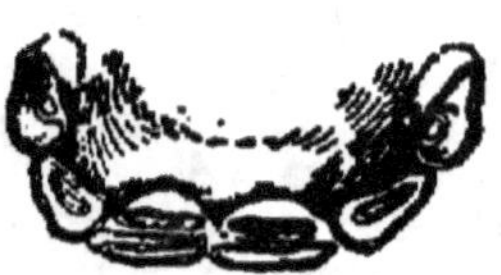
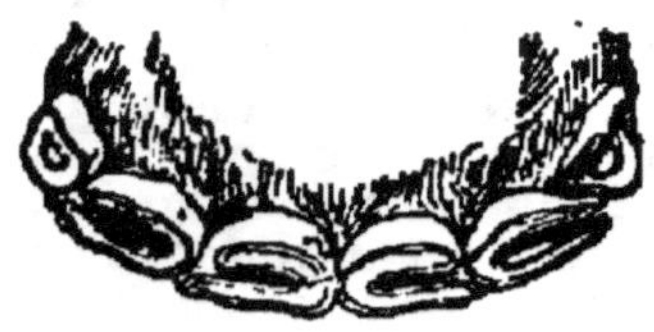

Fig. 33.　　　　　　　　Fig. 34.

nes, de trois ans et demi à quatre ans (fig. 34) et les coins, de quatre ans et demi à cinq ans.

A cinq ans, un cheval doit avoir toutes ses incisives; les

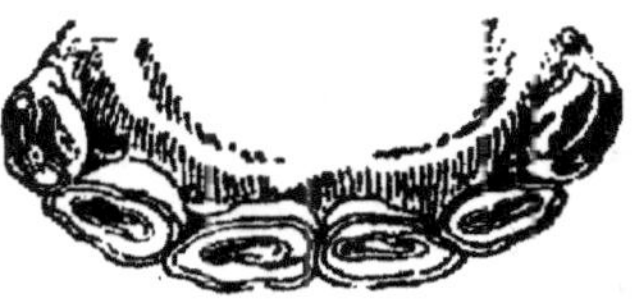

Fig. 35.

deux bords des pinces sont usés et ceux des mitoyennes sont au niveau (fig. 35).

A six ans, le rasement des pinces inférieures est complet, celui des mitoyennes a commencé, le bord postérieur des coins est au niveau de l'antérieur (fig. 36).

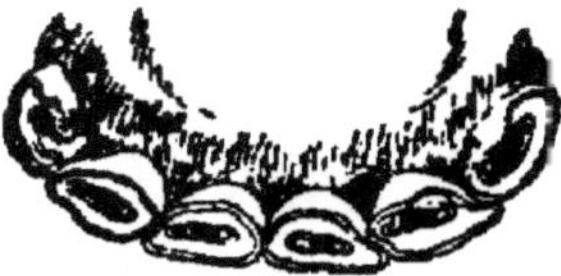

Fig. 36.

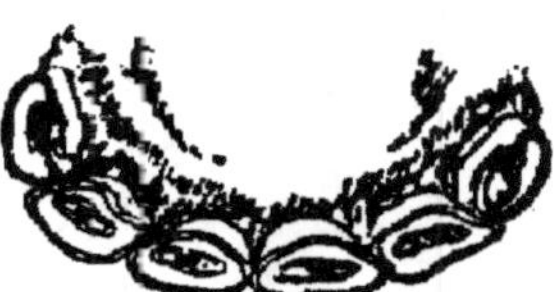

Fig. 37.

A sept ans (fig. 37), les mitoyennes sont complètement rasées, le bord postérieur des coins est usé et l'on aperçoit une échancrure aux coins supérieurs; cette échancrure est appelée *queue d'hirondelle*.

A huit ans, rasement de toute la mâchoire inférieure; les dents sont devenues ovales; l'étoile dentaire commence

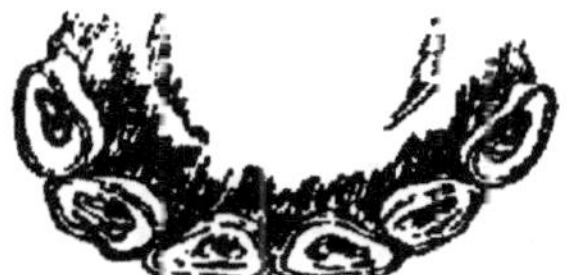

Fig. 38.

à paraître entre le bord antérieur de la dent et l'émail central (fig. 38).

3° A neuf ans, les pinces inférieures s'arrondissent, l'ovale des mitoyennes et des coins se rétrécit, l'émail central qui encadre le cul-de-sac de la cavité dentaire se rapproche du bord postérieur (fig. 39).

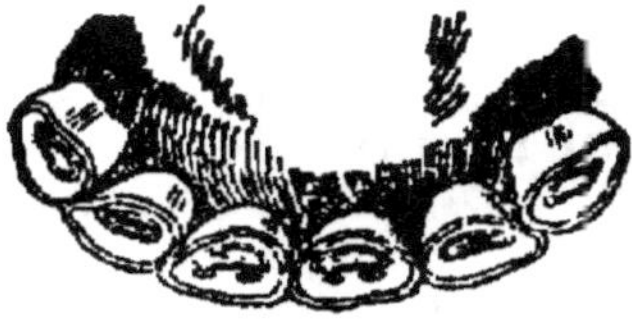

Fig. 39.

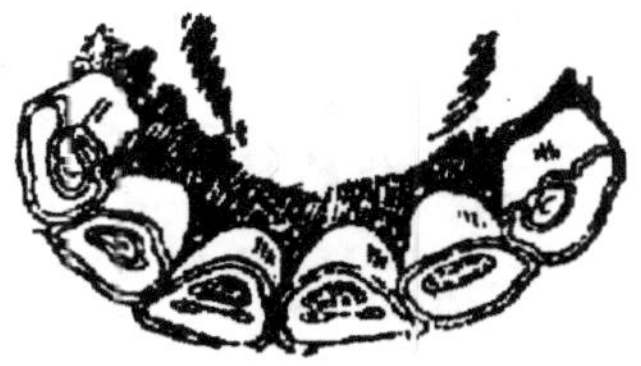

Fig. 40.

A dix ans, les mitoyennes s'arrondissent, les coins sont ovales, l'émail central a diminué d'étendue et s'est encore rapproché du bord postérieur (fig. 40).

A onze ans, les coins s'arrondissent, l'émail central ne forme qu'un petit point très étroit près du bord postérieur (fig. 41).

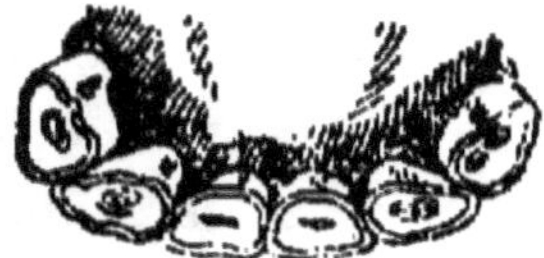

Fig. 41.

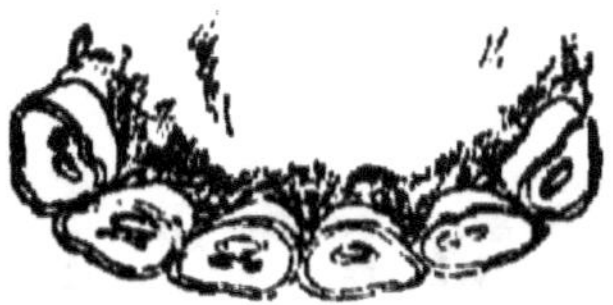

Fig. 42.

A douze ans, rondeur parfaite de toutes les incisives, disparition complète, dans les pinces, de l'émail central; l'étoile dentaire occupe alors le milieu de la table (fig. 42).

A treize ans, les pinces commencent à devenir trian-

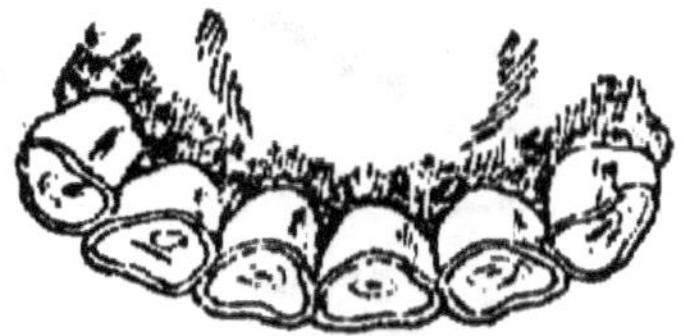

Fig. 43.

gulaires; l'émail central a entièrement disparu (fig. 43).

A quatorze ans, triangularité complète des pinces; les mitoyennes commencent à devenir triangulaires (fig. 44).

A quinze ans, triangularité des mitoyennes.

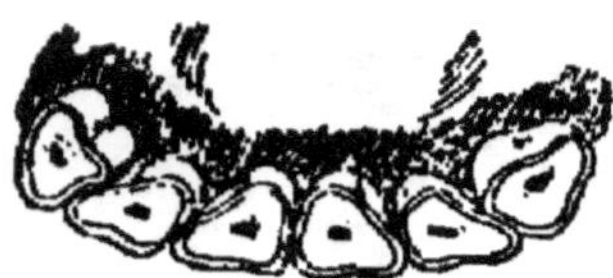

Fig. 44.

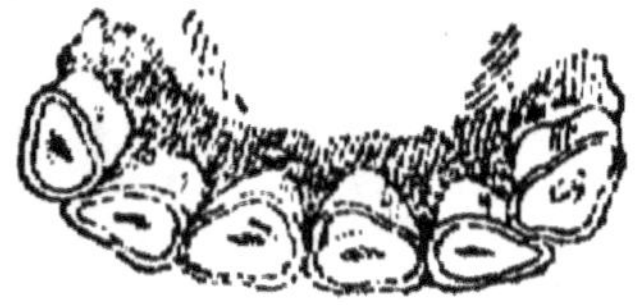

Fig. 45.

A seize ans, triangularité complète de la mâchoire inférieure (fig. 45).

A partir de seize ans et au delà, les incisives deviennent aplaties d'un côté à l'autre et s'allongent horizontalement en avant. Sur les chevaux de cet âge, les arcades dentaires ne s'appliquent plus à la manière des mors d'un étau, mais elles se rencontrent souvent sous un angle beaucoup plus aigu, ce qui leur donne une sorte de ressemblance avec les longues pinces en bois dont on se sert dans la sellerie.

D'autres fois, l'arcade dentaire est tout à fait rétrécie et presque sans courbure; les dents, serrées, courtes et droites, ne représentent plus que des espèces de petits chicots aplatis d'un côté à l'autre. Si bien que des dents très longues et des dents très courtes peuvent également caractériser l'âge le plus avancé.

Tableau synoptique des caractères que présentent les dents aux différents âges. — Les bases fournies pour la détermination de l'âge ne peuvent servir que dans le cas où l'usure et la pousse des dents se font avec régularité. En présence de dents trop longues ou trop courtes, l'observateur le plus attentif se trouverait forcément en défaut. Voici le moyen de prévenir les erreurs auxquelles donne assez souvent lieu l'usure irrégulière des dents :

La longueur des incisives est à peu près de 16 millimètres au-dessus de la gencive; elles s'usent, terme moyen, de 3 à 4 millimètres chaque année et elles poussent d'une égale quantité.

PÉRIODES.	AGES.	DENTS.	CARACTÈRES.
	A. — DENTS DE LAIT (blanches, petites à *collet*).		
	Sortie.		
	de 6 à 8 jours.........	les pinces............	
	de 30 à 40 jours........	les mitoyennes........	sortent.
	de 6 à 10 mois.........	les coins............	
1re	*Rasement.*		
	à 10 mois............	les pinces............	
	à 1 an..............	les mitoyennes........	sont rasés.
	à 15 ou 20 mois......	les coins............	
	B. — DENTS DE CHEVAL (plus grosses, jaunes et rayées).		
	Sortie.		
	à 2 ans 1/2, 3 ans..	les pinces...........	
	à 3 ans 1/2, 4 ans..	les mitoyennes.......	sortent.
	à 4 ans 1/2, 5 ans..	les coins...........	
2e	*Rasement.*		
	à 6 ans............	les pinces..........	
	à 7 ans............	les mitoyennes.......	sont rasés.
	à 8 ans............	les coins..........	
	Changements de forme.		
	à 9 ans............	les pinces..........	
	à 10 ans...........	les mitoyennes.......	s'arrondissent.
	à 11 ans...........	les coins...........	
3e	de 12 ans à 13 ans..	arrondissement de toutes les dents, disparition de l'email central.	
	à 14 ans............	les pinces...........	
	à 15 ans............	les mitoyennes.......	sont triangulaires.
	à 16 ans............	les coins............	

A partir de cet âge, les indications à retirer de l'examen des dents sont vagues et des plus incertaines.

Par suite du mode de nourriture, un cheval peut user moins que dans les circonstances ordinaires; or, comme la pousse des dents continue toujours, celles-ci, sous la pression des alvéoles, deviennent inévitablement plus longues. Si donc on ne s'en rapportait qu'à l'aspect de la table dentaire, l'animal semblerait évidemment, dans ce cas, plus jeune qu'il ne l'est en réalité. Pour rectifier l'indication qui s'écarte du vrai, il faut alors vieillir le cheval par la pensée en ajoutant à l'âge que marque la dent autant d'années qu'il y a de fois 4 millimètres de trop dans sa longueur. Par exemple, un cheval marque 7 ans, mais les dents sont longues de 20 millimètres, soit 4 millimètres en excès; cela fait une année de plus; l'âge réel sera donc de 8 ans. Un autre cheval marque 8 ans, mais ses dents sont trop longues de 12 millimètres; il a réellement 11 ans.

Réciproquement, lorsque les dents sont trop courtes, le cheval paraît plus vieux qu'il n'est. Il faut alors lui retrancher autant d'années que les dents ont de fois 3 à 4 millimètres de moins en longueur.

On donne le nom de *bégu*, au cheval dont les incisives inférieures conservent leur cornet dentaire externe presque intact après 8 ans.

Les *faux bégus*, sont ceux dont les mêmes dents lais-

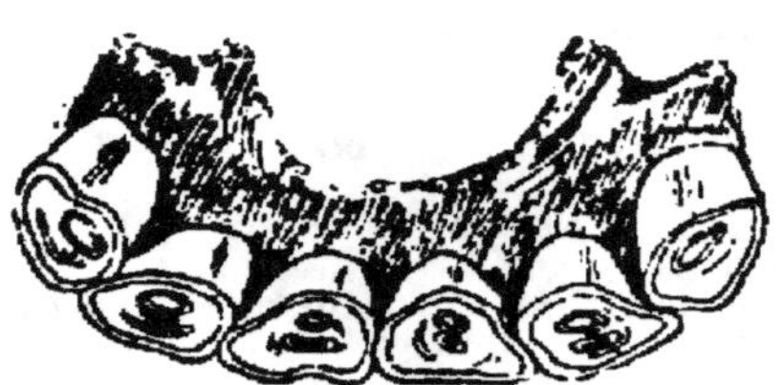

Fig 46.

sent encore voir l'émail central au cul-de-sac du cornet dentaire après douze ans (fig. 46).

Les difficultés de se renseigner exactement sur l'âge d'un cheval par l'examen de la mâchoire, ne viennent pas seulement de l'irrégularité d'usure des dents. Celles-ci sont encore sujettes à des accidents d'un tout autre genre.

Ainsi, l'arrachement, assez fréquent, des dents de lait, fait paraître le jeune animal plus âgé qu'il ne l'est en réalité; par le raccourcissement des dents de cheval, et surtout par l'imitation du *germe de fève*, on peut également rendre beaucoup plus jeunes en apparence de très vieux chevaux.

Un cheval dont les dents ont été ainsi travaillées est dit *contremarqué*.

CHAPITRE XIV.

DES ROBES.

Le mot *robe* veut dire ensemble des poils et des crins dont le cheval est revêtu.

Les grandes différences de couleur et les nuances variées que présentent les robes, empêchent de confondre les chevaux entre eux.

Les robes sont dites *simples*, quand le poil est d'une seule couleur; composées, lorsqu'il y en a au moins deux.

On en distingue douze espèces, groupées dans cinq grandes divisions.

Classification des robes.

CATÉGORIES.	DIVISIONS.	ESPÈCES.
Simples.........	1°. Une seule couleur.........	Blanc. Café au lait. Alezan. Noir.
	2°. Deux couleurs séparées....	Bal. Isabelle Souris.
Composées	3°. Deux couleurs me angée.,.	Gris. Aubère. Louvet.
	4°. Trois couleurs............	Rouan.
	5°. Deux robes.	Pie.
2	5	12

Les variétés dans chaque espèce ne sont que des nuances;

Les particularités sont dues à la présence de poils de couleur autre que celle de la robe, formant des taches plus ou moins étendues, mais trop restreintes pour en changer le fond.

Première division. — Robes d'une seule couleur dans les poils et dans les crins.

Il y en a quatre, placées par gradation :

1° Le BLANC, qu'il n'est pas besoin de définir ni de différencier en raison de sa rareté;

2° Le CAFÉ AU LAIT. Cette expression rappelle la couleur du mélange des deux substances indiquées.
Ce poil, peu commun, est : *clair* ou *foncé*.

3° L'ALEZAN, est d'un blond jaunâtre, plus ou moins foncé, avec crins semblables ou presque blancs.

Il y a de nombreuses variétés; l'alezan :

Clair, se rapproche du café au lait;
Foncé, tire un peu sur le brun;
Doré, a le reflet de l'or poli;
Cuivré, a le reflet du cuivre rouge;
Brûlé, a la couleur du café torréfié.

4° Le NOIR, est :

Franc, d'une belle couleur uniforme;
Mal teint, avec reflet rougeâtre.

Deuxième division. — Robes composées de couleurs séparées, l'une dans les poils, l'autre toujours noire dans les crins.

Elles sont au nombre de trois :

1° Le BAI, qui correspond à l'alezan avec crins noirs, est une des robes les plus répandues; aussi présente-t-il de nombreuses variétés.

Il peut être :

Clair, se rapprochant de l'isabelle, plus clair aux flancs et aux fesses;
Foncé, d'une teinte un peu brunâtre;
Cerise, d'une couleur acajou;
Châtain, ou couleur de la châtaigne;
Marron, ou couleur du marron;
Brun, presque noir, roux ou cendré aux flancs, aux yeux et au nez.

2° L'ISABELLE, correspond au café au lait, avec extrémités noires.
Ce poil, assez rare, peut être *clair* ou *foncé*.

3° Le SOURIS, est d'une couleur cendrée qui rappelle celle de l'animal de ce nom, avec crins et extrémités noirs.

TROISIÈME DIVISION. — Robes composées de deux couleurs mélangées sur le fond de la robe et dans les crins ou dans le même poil.

Elles sont au nombre de trois :

1° Le GRIS, mélange de noir et de blanc, est :

Foncé, quand le noir domine;
Pommelé, quand les taches blanches se dessinent;
Clair, quand le poil noir a fait sa chute;
De fer, couleur gris bleu, avec la tête noire.

2° L'AUBÈRE, mélange d'alezan et de blanc, est qualifié de :

Clair, si le blanc domine;
Foncé, si l'alezan a la prédominance.

3° Le LOUVET, laisse voir deux couleurs dans le même poil : du noir et du jaune. Cette robe, très rare, se rapproche du pelage du loup.

QUATRIÈME DIVISION. — Robe composée de trois couleurs.

Il n'y a qu'une espèce assez répandue :

Le ROUAN, se trouve constitué par le blanc, l'alezan et le noir. La crinière et la queue sont à fond noir.

Clair, suivant la prédominance du blanc;
Vineux, suivant celle de l'alezan;
Foncé, suivant celle du noir.

CINQUIÈME DIVISION. — Robe composée de deux robes. Elle est assez rare et constitue le cheval pie.

Le PIE, résulte de l'assemblage de la robe blanche avec une autre robe.

Il y a des chevaux pie :

Noir;
Alezan;
Bai;
Aubère;
Rouan.

PARTICULARITÉS DES ROBES.

Les particularités des robes viennent principalement de la présence de poils : *blancs, noirs, alezans,* disséminés ou rassemblés et formant des taches persistantes.

Elles doivent toujours être indiquées avec le plus grand soin, car ce sont elles qui constituent les meilleurs signes distinctifs.

1° PARTICULARITÉS DUES AUX POILS BLANCS :

Les expressions suivantes veulent dire :

Rubican, poils blancs disséminés sur le corps noir, alezan ou bai;

Grisonné, poils ou crins blancs sur une partie noire, au paturon, à la queue, à la crinière;

Neigé, avec petites taches blanches floconneuses;

Zain, absence de poils blancs sur les robes foncées.

Les deux marques blanches les plus fréquentes et les mieux prononcées se voient à la tête et aux extrémités.

La première porte le nom de *pelote* ou *en-tête*; la seconde, celui de *balzane*.

Comme l'étendue, la forme, la position et la direction de ces taches sont assez variées, il y a des expressions mises en usage pour les bien caractériser.

A. — MARQUES BLANCHES AU FRONT :

Quelques poils en tête, poils blancs en petite quantité;

En tête, marque blanche;

Légèrement en tête, marque petite;

Irrégulièrement en tête, marque irrégulière;

Obliquement en tête, marque oblique;

Pelote en tête, marque à contour arrondi;

Liste en tête, marque allongée;

En tête en croissant, marque échancrée;

En tête en pointe, marque se terminant ainsi;

En tête à droite, marque à droite du front;

En tête à gauche, marque à gauche du front;

En tête mélangée, poils blancs mêlés à ceux de la robe;

En tête bordée, tache blanche avec mélange dans un contour régulier;

En tête prolongée, qui descend sur le chanfrein;

En tête interrompue, s'il y a un intervalle dépourvu de poils blancs.

La liste commence quelquefois au chanfrein et présente une partie des variétés signalées.

Quand elle s'élargit au point de couvrir toute la face, on dit que le cheval est *belle face*, et *buvant dans son blanc* lorsque le bout du nez et les lèvres sont ladres.

L'œil dit vairon est blanc, mais il est limpide et transparent, ce qui empêche de le confondre avec l'œil d'un cheval borgne ou aveugle.

La tache de *ladre*, qui fait ressembler la peau du cheval, au point décoloré, avec celle de l'homme, est très utile à indiquer. Elle se trouve souvent entre les naseaux, peut se voir autour des yeux, à la face et à d'autres régions.

L'œil vairon ou *l'œil cerclé* doivent toujours être signalés.

B. — MARQUES BLANCHES AUX EXTRÉMITÉS.

Balzane, marque blanche qui contourne la partie inférieure du membre;

Trace, marque blanche peu étendue sur un point de la couronne;

Principe, marque blanche également peu étendue, mais faisant le tour;

Petite marque montant vers le milieu du paturon;

Grande, marque s'élevant bien au-dessus du boulet;

Incomplète, quand la marque, bien prononcée en hauteur, ne fait pas le tour du membre.

La balzane peut être régulière ou irrégulière, mouchetée, herminée, charbonnée, truitée, bordée; elle est dentée ou dentelée, quand la marque blanche présente des dentelures à son point de jonction avec le fond de la robe.

Le cheval peut avoir une ou plusieurs balzanes.

On dit :

Une balzane antérieure ou postérieure, droite ou gauche, selon le côté;

Deux balzanes antérieures (celles de devant) ou postérieures (celles de derrière);

Balzanes latérales droites ou gauches (une de devant et une de derrière du même côté);

Balzanes en diagonale droite, si l'antérieure est à droite; balzanes en diagonale gauche, si l'antérieure est à gauche.

Trois balzanes dont une antérieure ou postérieure droite ou gauche.

2° PARTICULARITÉS DUES AUX POILS NOIRS :

Cap de maure, tête noire;

Raie de mulet, ligne noire sur le dos et le rein;

Zébrures, marques noires transversales aux membres;

Charbonnure, tache noire, plus ou moins régulière, sur alezan, gris, rouan;

Moucheture, petite tache noire arrondie, sur gris et quelquefois aubère;

Herminures, taches noires, assez grandes, sur balzanes.

Le cheval a la raie de mulet, est zébré, charbonné, moucheté, herminé, sur tout le corps ou à certaines régions.

3° PARTICULARITÉS DUES AUX POILS ALEZANS :

Les mots ci-dessous veulent dire :

Truité, avec petites taches rouges plus ou moins foncées, sur les gris;

Aubérisé, poils alezans disséminés sur la robe blanche ou gris clair;

Rouanné, poils alezans mêlés à la robe grise.

Ces qualificatifs peuvent s'appliquer à toute la robe ou à certaines régions seulement.

Restent quelques nuances qui se remarquent sur le

fond de la robe, à la croupe, aux flancs, aux fesses et sur d'autres parties du corps :

1° Sur les robes simples ou composées, sans mélange :

Miroitures, taches régulières et arrondies, moins foncées que le fond de la robe : alezan ou bai miroité:

Lavé, teinte plus claire, qui semble résulter d'un lavage : bai ou alezan lavé aux flancs, aux fesses et aux ars;

2° Sur les robes composées et mélangées :

Pommelure, encadrement de poils blancs par des poils noirs : gris pommelé.

Les mulets ont des robes moins variées que celles des chevaux. La noire, la baie, l'alezane, la grise sont les plus communes. On ne voit presque jamais de taches blanches sur les robes foncées.

Il reste encore quelques remarques à faire au sujet des robes.

Le gris le plus foncé, presque noir, blanchit toujours par la tête; chaque année, il devient de plus en plus clair et arrive quelquefois très promptement au blanc parfait, tandis que le gris de fer, qui a ordinairement la tête noire, ne blanchit jamais.

Toutes les robes éprouvent des variations sensibles dans leurs nuances, avec les saisons, avec l'état de santé de l'animal, par l'effet de la nourriture et des soins qu'on lui donne. Ainsi, en hiver, le poil des chevaux est beaucoup plus long, toujours plus clair, presque blanchâtre à l'extrémité, surtout moins luisant. Pour cela on lui donne le nom de poil d'hiver. Le même changement se produit sur l'animal qui n'est pas bien portant : son poil se montre moins lisse, se dresse, se pique, s'allonge et devient plus terne. La robe ne tarde pas non plus à perdre son reflet, le caractère de sa nuance, sur les chevaux mal pansés et surtout mal nourris. Sous l'influence du grand air et du soleil, le poil foncé des chevaux qui campent se décolore aussi d'une manière très appréciable.

Les bons chevaux se trouvent sous toutes les robes; cependant, presque partout, on préfère les robes de couleur foncée. Dans les corps de troupe, les robes claires, où se mêle le blanc, sont les moins estimées, avec quelque raison. En temps de paix, les chevaux gris ou blancs paraissent toujours moins propres que les autres et, en temps de guerre, ils servent souvent de point de mire à l'ennemi.

NUMÉRO
MATRICULE
au dépôt.... 1388
au corps. 1754

NOM : *Fakir.*

(1) Sexe : *Cheval*, né en *1905*, chez M. *Vaqué*, à *Estillac*, département de *Lot-et-Garenne*.

Son père : *Nasser*, n° m^{le} *16775* du dépôt d'étalons de *Villeneuve-sur-Lot*, par *Gil Blas* et par *Norwège*.

P. S. A. A.

Sa mère : *Fauvette*; espèce : *demi-sang*, par *Picador* et par

Dragon troupe.

TAILLE.	ROBE ET PARTICULARITÉS.	PRIX.	DATE ET LIEU DE L'ACHAT.	DÉPOT ACHETEUR.	DATE ET MOTIF DE LA RADIATION DÉFINITIVE DE L'ARMÉE (2).
1^m,58	Alezan, quelques pois en tête à droite, balzane postérieure gauche.	1.070 fr.	Agen, le 13 février 1909, à M. de Sévin (Armand), à Agen.	Agen.	
P. 34.34.					

(1) Renseignements à prendre sur la carte de saillie quand elle existe.

(2) On ne devra, par suite, mentionner dans cette colonne que les motifs suivants : mort, abatage, réforme, en indiquant la cause.

NUMÉRO MATRICULE { au dépôt.... *1204* — *2003* au corps.. }

NOM : *Madone*.

(1) Sexe : *Jument*, née en *1906*, chez **M. Anlap**, à *Saint-Gervais*, département de *Vendée*.

Son père : *Santilly*, 1/2 S., n° mle *16979* du dépôt d'étalons de *La Roche-sur-Yon*, par *Fuschia*.

Sa mère : *Mignonne*; espèce . demi-sang, par *Zambo*, P. S. A., et par *Mireil'e*, 1/2 S., par *Kapirat II*.

A *Angers*, le 7 août 1909.

Le Commandant du dépôt (ou le major) *de remonte*.

TAILLE.	ROBE ET PARTICULARITÉS.	PRIX.	DATE ET LIEU DE L'ACHAT.	DÉPOT ACHETEUR.	DATE ET LIEU DE LA RADIATION DÉFINITIVE DE L'ARMÉE (2).
1,58 P. 31.31.	*Bai marron, petit ladre entre les naseaux, balzanes postérieures, grisonné paturon antérieur droit.*	*1.300 fr.*	*5 août 1909, à Nantes, à M. Hachet (G.), à Saint-Pré-en-Retz.*	*Angers.*	*Jument apte à la reproduction actuellement.*

(1) Renseignements à prendre sur la carte de saillie quand elle existe.

(2) On ne devra, par suite, mentionner dans cette colonne que les motifs suivants : mort, abatage, réforme, en indiquant la cause.

CHAPITRE XV.

DES SIGNALEMENTS.

On donne le nom de signalement à l'énumération des caractères extérieurs qui peuvent faire distinguer un cheval de tous les autres.

Ces caractères se tirent : du sexe, de l'âge, de la taille, de la robe de l'animal, ainsi que des différentes marques naturelles qu'il peut présenter.

Dans les établissements de remonte et dans les corps de troupe à cheval, il n'y a qu'une seule forme de signalement, dont les indications sont énoncées dans l'ordre suivant :

1° Le numéro matricule;
2° Le nom;
3° Le sexe;
4° L'âge;
5° La taille;
6° La robe;
7° Les particularités;
8° La provenance;
9° Le prix d'achat;
10° L'arme.

Des exemples feront mieux comprendre ce précepte :

Reproduction des indications données par le livret d'infirmerie (p. 72-73).

SECTION II.

CHAPITRE XVI.

ATTITUDES.

On appelle *attitudes* les diverses positions que prend le cheval à l'état immobile, soit debout, soit couché. La position debout s'appelle *station* et la position couchée *décubitus*.

Station. — C'est l'attitude dans laquelle le cheval repose sur ses membres. Elle peut être libre ou forcée.

Elle est libre lorsque, abandonné à lui-même, l'animal prend la position qui lui convient le mieux.

Elle est *forcée* dans certains cas de maladie ou lorsqu'elle est imposée par l'homme. Dans ce dernier cas on dit le cheval *placé*, *campé* ou *rassemblé*.

Le *placer* est l'attitude du cheval posant d'aplomb sur ses membres, la tête et l'encolure soutenues. (Le cheval présenté en main ou monté doit être placé.)

Dans le *rassembler*, les quatre membres sont plus ou moins sous le corps, la tête et l'encolure ramenées.

Dans le *camper*, les membres antérieurs sont portés en avant de la ligne d'aplomb, les membres postérieurs en arrière. (On ne doit jamais faire camper un cheval de selle.)

DÉCUBITUS OU COUCHER. — C'est l'attitude que le cheval prend pour se reposer, soit en s'appuyant sur le poitrail et le ventre, soit en se plaçant sur l'un des côtés du corps avec la tête et les membres étendus ou fléchis.

CHAPITRE XVII.

ALLURES. MOUVEMENTS.

Les mouvements se divisent en mouvements entraînant une progression en avant (allures, saut), en mouvements entraînant une progression rétrograde (reculer).

MOUVEMENTS ENTRAINANT UNE PROGRESSION EN AVANT.

ALLURES. — On appelle allures les différentes manières suivant lesquelles le cheval se porte en avant.

Les allures s'exécutent par une série de déplacements des membres qui peuvent entrer en jeu *isolément* ou par *bipède*, c'est-à-dire par paire.

On distingue 6 bipèdes :

Le bipède antérieur, qui comprend les deux membres de devant;

Le bipède postérieur, comprenant les deux membres de derrière;

Le bipède latéral droit, formé des membres antérieur et postérieur droits;

Le bipède latéral gauche, formé des membres antérieur et postérieur gauches;

Le bipède diagonal droit formé des membres antérieur droit et postérieur gauche;

Le bipède diagonal gauche, formé des membres antérieur gauche et postérieur droit.

Chaque membre en se déplaçant passe par deux phases, l'appui et le soutien.

On appelle *battue*, le bruit produit par le poser d'un pied sur le sol.

Le temps est la durée qui sépare deux battues consécutives, et on dit qu'une allure est à 2, 3 ou 4 temps, suivant que, dans un pas complet, les pieds arrivent 2, 3 ou 4 fois à terre. La *foulée* est l'espace couvert par un pas complet. On dit qu'un cheval a de grandes ou de petites foulées.

L'*empreinte* est la trace laissée sur le sol par le poser d'un pied.

La *piste* est la ligne droite ou circulaire que tracent les pieds du cheval. On dit qu'il marche d'une ou de deux pistes suivant que les pieds de derrière parcourent ou non la même ligne que ceux de devant.

Les allures peuvent être naturelles, irrégulières ou artificielles.

Allures naturelles. — Ce sont celles que l'animal exécute instinctivement : le pas, le trot, le galop.

LE PAS. — Le pas s'exécute en quatre temps. Le cheval partant du pied antérieur droit, les membres se lèvent et se posent successivement dans l'ordre suivant :

1° Antérieur droit;
2° Postérieur gauche;
3° Antérieur gauche;
4° Postérieur droit.

Dans le pas régulier, le cheval doit faire entendre quatre battues également espacées.

Le pas peut être allongé ou raccourci. Dans le premier cas, l'empreinte du pied postérieur dépasse celle de l'antérieur correspondant : on dit que le cheval se méjuge. Dans le deuxième cas, l'empreinte reste en arrière : on dit que le cheval se déjuge.

LE TROT. — C'est une allure sautée, qui s'effectue en deux temps par bipèdes diagonaux et fait entendre deux battues. Lorsqu'un bipède est au soutien, l'autre se lève avant que le premier ne revienne à l'appui, de sorte que, pendant un temps très court, le corps est en l'air. C'est ce qu'on appelle la période de suspension ou de projection.

Le trot a été divisé, suivant son degré de vitesse, en trot ralenti, trot ordinaire, trot allongé.

Dans le trot *ordinaire*, les pieds postérieurs viennent couvrir les empreintes des pieds antérieurs et le temps de l'appui est égal au temps de suspension.

Dans le trot *ralenti*, les pieds postérieurs se posent en arrière des empreintes des pieds antérieurs et le temps de l'appui est plus long que le temps de suspension.

Dans le trot *allongé*, les pieds postérieurs se posent en avant des empreintes des pieds antérieurs et le temps de l'appui est plus court que le temps de suspension.

Le galop. — C'est une allure sautée qui s'effectue en trois temps. Le cheval peut galoper sur le pied droit ou sur le pied gauche. On dit qu'il galope à droite quand le bipède latéral droit dépasse en avant le bipède latéral gauche; qu'il galope à gauche dans le cas inverse. Le cheval qui galope à droite pose successivement le membre postérieur gauche, le bipède diagonal gauche, le membre antérieur droit.

Le cheval peut galoper juste ou faux.

Il galope juste quand, travaillant à main droite, il galope à droite et, travaillant à main gauche, il galope à gauche. Il est faux dans le cas contraire. Il est désuni lorsqu'il galope à droite du devant et à gauche du derrière ou réciproquement.

On distingue le *galop ordinaire*, le *galop ralenti*, ou de manège, le *galop allongé* et le *galop de charge* ou galop le plus vite du cheval.

Les allures d'un cheval peuvent être régulières ou irrégulières, étendues ou raccourcies, hautes ou basses, relevées ou rasantes, légères ou pesantes, élastiques, cadencées, faciles, belles, bonnes, etc.

Les allures d'un cheval de selle doivent être étendues et près de terre sans être rasantes.

La chronophotographie a enregistré de nombreuses variations dans chacune des allures qui viennent d'être étudiées. Leur nomenclature, intéressante au point de vue scientifique, ne saurait trouver sa place dans cet abrégé.

Allures artificielles. — Ce sont les allures obtenues par le dressage équestre et qui constituent les airs de haute école.

Saut. — C'est le bond que fait le cheval en basculant pour franchir un obstacle. Dans ce mouvement, les pieds postérieurs quittent les derniers le sol et les pieds antérieurs arrivent les premiers à terre de l'autre côté de l'obstacle. Le cheval a besoin de toute la liberté de son encolure dont il se sert comme de balancier.

Le saut peut être exécuté le cheval étant au pas, au trot ou au galop. Certains chevaux marquent le temps d'arrêt au moment de sauter, d'autres sautent dans leur foulée.

On distingue le saut en largeur et le saut en hauteur.

Le saut est un mouvement essentiellement naturel au cheval.

MOUVEMENTS ENTRAINANT UNE PROGRESSION RÉTROGRADE.

Reculer. — Le reculer consiste en une succession de déplacements du corps et des membres en arrière. Ce mouvement est une allure en deux temps que le cheval exécute par bipèdes diagonaux.

CHAPITRE XVIII.

DÉFECTUOSITÉS D'ALLURES.

Allures irrégulières. — Les allures acquises résultent de l'éducation, de l'usure, de la fatigue, du surmenage.

L'*amble* est une allure en deux temps, marchée par bipèdes latéraux. Dans cette allure, il y a constamment deux pieds levés et deux à l'appui. L'amble était autrefois une allure recherchée; on ne le trouve actuellement que chez les chevaux fatigués, mal montés ou trop poussés au pas.

Le *trottinement* est l'allure du cheval qui se retient au pas, en général par énervement, et qui prend la cadence du trot en ne progressant qu'à la vitesse du pas.

Le *traquenard* est un trot décousu, désuni, dans lequel les pieds diagonaux font entendre deux battues très rapprochées.

Dans le *trot détraqué*, le cheval trotte du devant et galope du derrière ou réciproquement.

Le *galop à quatre temps* aux vitesses ordinaires est celui dans lequel on entend quatre battues inégalement espacées. Le cheval prend ce galop par usure ou au manège quand il est excessivement ralenti.

Le cheval forge quand la pince du pied de derrière rencontre le fer de devant. Cette rencontre fait un bruit de fer contre fer. Le cheval qui forge est exposé à se déferrer, à butter et à se donner des atteintes.

Le cheval s'atteint, se donne des atteintes, lorsqu'avec la pince d'un pied postérieur il se blesse dans une région quelconque du membre antérieur correspondant (talon, boulet, tendon, genou, etc.).

Dans le saut, le cheval se fait fréquemment des atteintes aux talons antérieurs, soit avec la pince, soit avec la voûte des fers postérieurs.

On dit que le cheval *butte* quand, dans la marche, il rencontre les inégalités du sol avec la pince du pied. Le cheval butte lorsqu'il est mal équilibré ou lorsqu'il rase le tapis; il est alors exposé à tomber et à se couronner.

Le cheval *trousse* quand, au pas, au trot ou au galop

genou se lève haut sans que le membre gagne du terrain en avant.

Le cheval qui *rase le tapis* est dans l'excès contraire. Le genou se plie à peine et la pince quitte peu le sol. Ce défaut expose l'animal à butter.

Le cheval se *berce* lorsqu'en marchant, il jette avec exagération le poids de son corps alternativement d'un bipède sur l'autre.

Le cheval *harpe* ou *éparvine* lorsqu'il fléchit le jarret par un mouvement brusque, saccadé, comme convulsif, au point que, parfois, la face antérieure du boulet vient presque toucher le ventre. Cette flexion caractérise l'éparvin sec.

DÉFENSES DU CHEVAL.

LA RUADE. — Pour ruer, l'animal élève brusquement son arrière-main, en prenant appui sur ses membres antérieurs, et lance avec force ses pieds postérieurs en arrière. Il abaisse en même temps la tête et l'encolure.

LE CABRER OU POINTER. — Pour se cabrer ou pointer, le cheval engage son arrière-main et élève plus ou moins brusquement l'avant-main et le corps sur les membres postérieurs qui ne quittent pas le sol. Il jette en même temps la tête et l'encolure en arrière. Si le cheval, après s'être cabré à moitié, s'élance en avant, il fait une *lançade*.

Le *bond* consiste dans l'enlevée brusque du corps entier par les mouvements alternatifs du cabrer et de la ruade.

Il prend le nom de *saut de mouton* lorsque le cheval paraît s'enlever simultanément des quatre membres en faisant le gros dos.

L'*écart* est un bond de côté. Si, en faisant ce bond, le cheval tourne sur lui-même, on dit qu'il fait un *demi-tour*.

SECTION III.

CHAPITRE XIX.

DES APLOMBS.

On entend par *aplombs* la direction des membres sous le tronc.

Les aplombs sont examinés au *repos* et en *marche*.

APLOMBS AU REPOS. — Pour apprécier convenablement les aplombs au repos, on doit mettre le cheval sur un sol horizontal dans la position du « placer » et l'examiner *de profil, de face et par derrière.*

La direction d'un membre est donnée par une *ligne directrice* ou *axe directeur* qui n'est autre que la ligne qui joint son point d'attache au centre du pied.

Cet *axe directeur* est *vertical* dans le cas d'aplomb *régulier.*

On considère, en outre, en extérieur des *lignes d'aplomb* indiquées sur la figure 47 et parallèles entre elles.

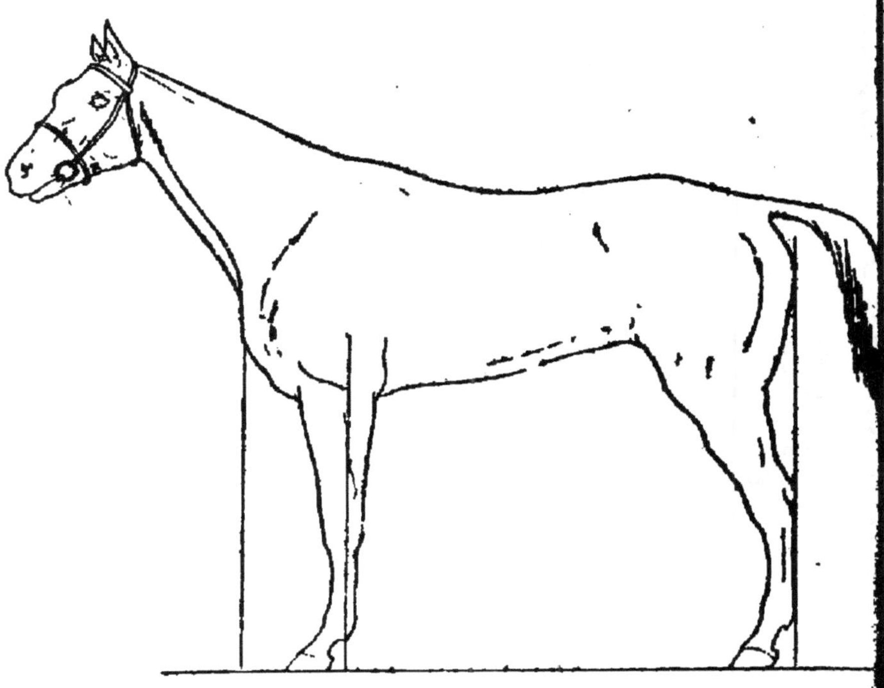

Fig. 47.

Dans la pratique, on peut s'en tenir aux données indiquées ci-après.

Membres antérieurs. — VUS DE PROFIL, les membres antérieurs sont d'aplomb quand ils sont verticaux du haut de l'avant-bras au boulet et moyennement inclinés du boulet au sol.

Si les membres antérieurs ne sons d'aplomb, le cheval est dit :

Sous lui du devant, membres inclinés d'avant en arrière (fig. 48).

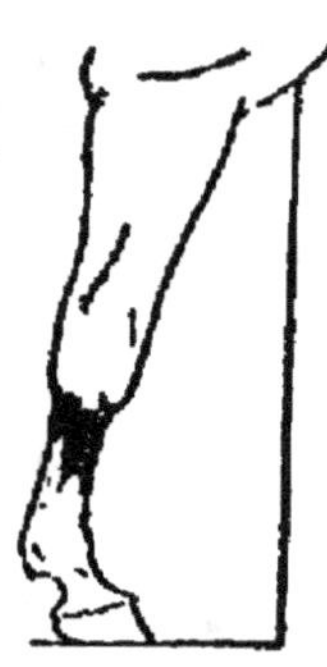

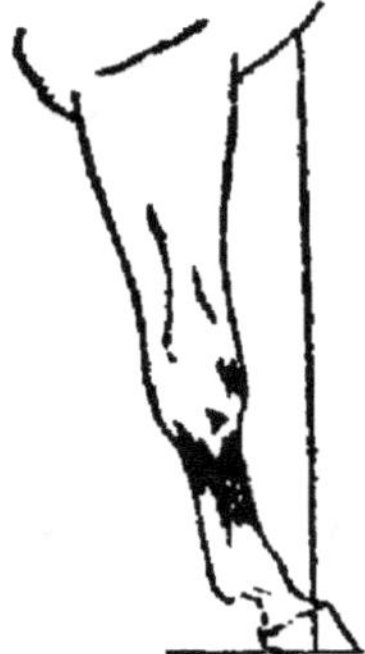

Fig. 48. Fig. 49.

Campé du devant, membres inclinés d'arrière en avant (fig. 49). Le cheval qui souffre des pieds se campe du devant et se met sous lui du derrière.

Brassicourt, genoux portés en avant de la ligne d'aplomb (défaut de nature) [fig. 50].

Arqué, genoux portés en avant de la ligne d'aplomb (résultat d'usure) [fig. 50].

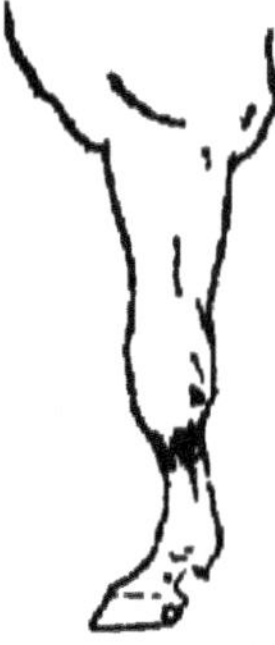
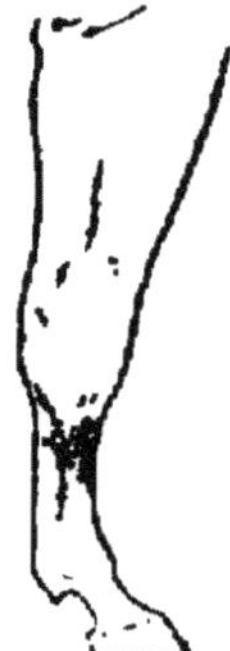

Fig. 50. Fig. 51.

Genou creux, genou en arrière de la ligne d'aplomb (fig. 51).

Boulelé, boulets en avant de la ligne d'aplomb; la *bouleture* a des degrés et elle s'allie souvent avec le défaut suivant :

Droit jointé, souvent *court jointé*, paturons trop droits (fig. 52).

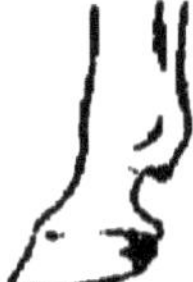

Fig. 52.

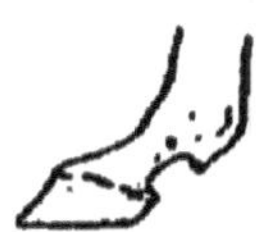

Fig. 53.

Bas jointé, souvent *long jointé*, paturons trop inclinés (fig. 53).

Vus DE FACE, les membres antérieurs sont d'aplomb quand ils sont verticaux du haut de l'avant-bras au sol (fig. 54).

S'ils ne sont pas d'aplomb, le cheval est dit :

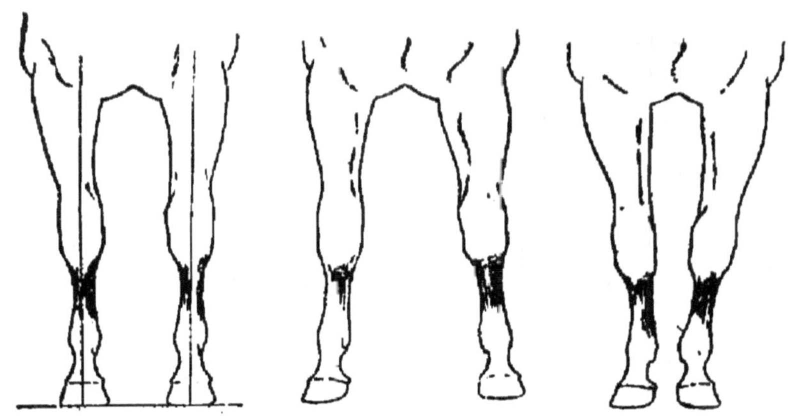

Fig. 54.   Fig. 55.   Fig. 56.

Ouvert dans sa base (fig. 55), membres dont les extrémités inférieures sont en dehors de la ligne d'aplomb.

Serré dans sa base (fig. 56), membres dont les extrémités inférieures sont en dedans de la ligne d'aplomb.

Panard des membres, membres tournés en dehors, les coudes en dedans (fig. 57).

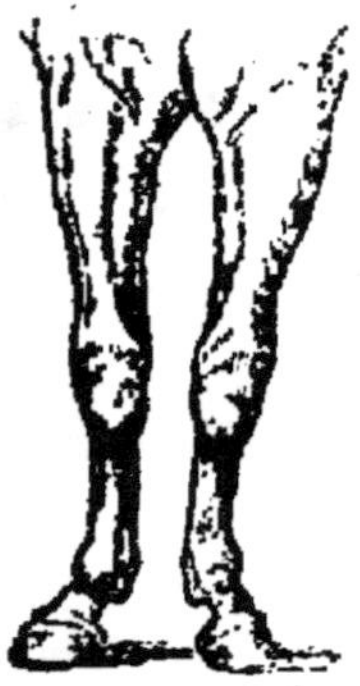
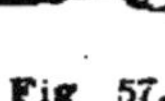
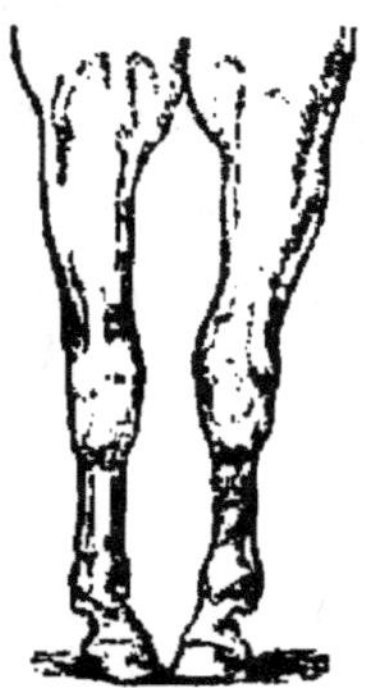

Fig 57.   Fig. 58.

Cagneux des membres, membres tournés en dedans, les coudes en dehors (fig. 58).

A genoux cambrés, genoux en dehors de la ligne d'aplomb.

A genoux de bœuf, genoux en dedans de la ligne d'aplomb.

Panard du pied, pince du pied tournée en dehors.

Cagneux du pied, pince du pied tournée en dedans.

Membres postérieurs. — VUS DE PROFIL, les membres postérieurs sont *d'aplomb* quand une verticale, descendue de la pointe de la fesse, rencontre la pointe du jarret, suit le canon et tombe en arrière du pied (fig. 59).

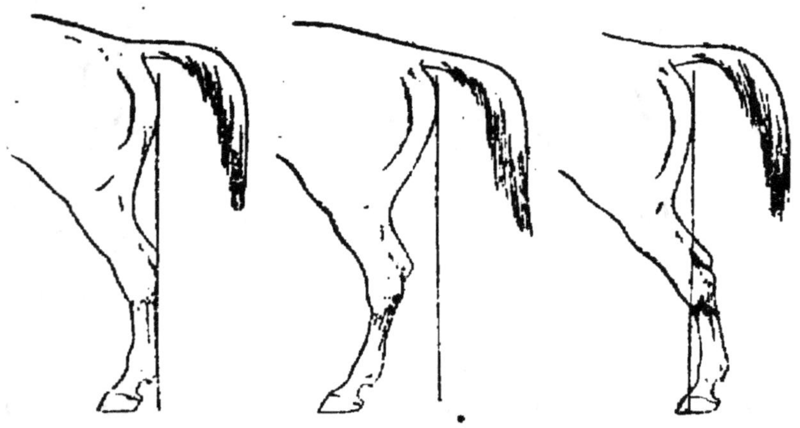

Fig. 59.   Fig. 60.   Fig. 61.

Si les membres postérieurs ne sont pas d'aplomb, le cheval est dit :

Sous lui du derrière, membres inclinés d'arrière en avant (fig. 60).

Campé du derrière, membres inclinés d'avant en arrière (fig. 61).

Bouleté, les boulets en avant de la ligne d'aplomb.

Long jointé, court jointé, haut jointé, bas jointé, comme pour les membres antérieurs.

Pinçard, le pied n'appuyant que par la pince.

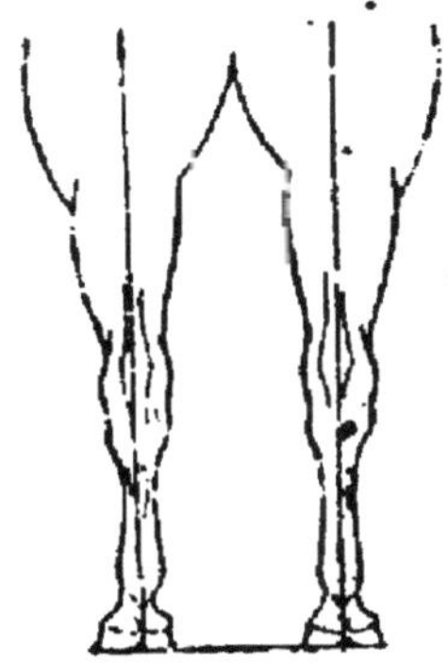

Fig. 62.

Vus par derrière, les membres postérieurs sont d'aplomb quand ils sont verticaux de la pointe du jarret au sol (fig. 62).

Le cheval dont les membres postérieurs ne sont pas d'aplomb est dit :

Trop ouvert du derrière, membres trop écartés (fig. 63).

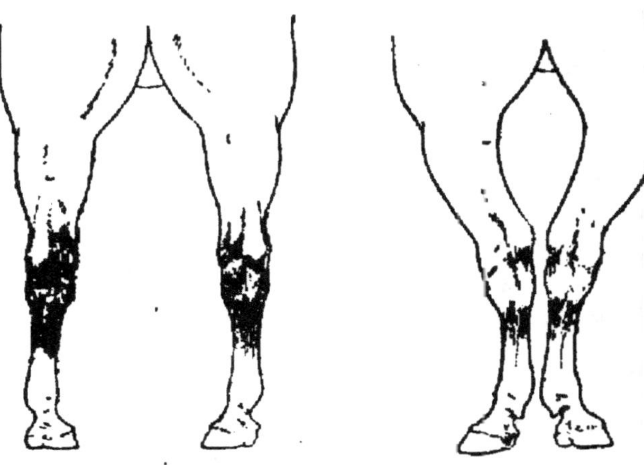

Fig. 63.   Fig. 64.

Trop serré du derrière, membres trop rapprochés (fig. 64).

Panard du derrière, clos, crochu, membres tournés en dehors, la pointe du jarret en dedans (fig. 65).

Beaucoup de chevaux sont naturellement un peu panards du derrière.

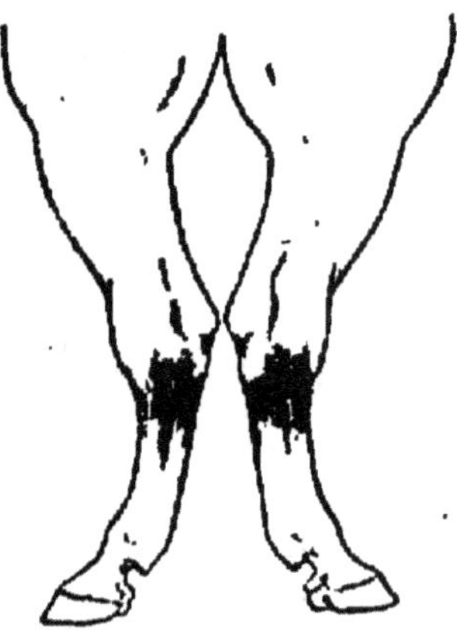
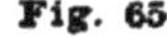
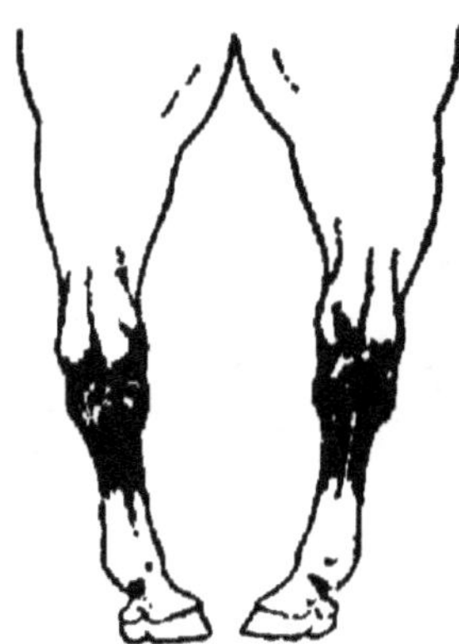

Fig. 65.   Fig. 66.

Cagneux du derrière, membres tournés en dedans, les pointes des jarrets en dehors (fig. 66).

Ces défectuosités classiques sont quelquefois associées et l'on peut voir des déviations telles que les membres semblent tordus. Ces *déviations* sont la conséquence d'*accidents* (fractures consolidées des phalanges, du bassin) ou de *lésions articulaires chroniques* (suros de la base du genou, éparvins). Exemple : un pied cagneux au bout d'un membre panard.

APLOMBS EN MARCHE. — Le cheval d'aplomb marche en *ligne*, c'est-à-dire que ses membres antérieurs et postérieurs correspondants se meuvent dans un même plan et sur la même piste.

Les défauts d'aplomb au repos se traduisent ordinairement par des irrégularités d'allures et le cheval est dit :

Panard en marche, lorsque le membre au lever se rapproche du membre au poser; ce cheval est exposé à se couper;

Cagneux en marche, lorsque le membre au lever est jeté en dehors, puis ramené en dedans; ce cheval *billarde*.

Le cheval se croise quand les pieds antérieurs se placent l'un au-devant de l'autre pendant la marche; il est exposé à tomber.

Le même défaut peut s'observer aux membres postérieurs.

Le cheval *se touche* lorsque le pied du membre levé heurte le membre à l'appui, use le poil et le souille de poussière ou de boue.

Le cheval se coupe s'il y a plaie, croûte ou cicatrice au point touché.

Les chevaux panards, les chevaux serrés du devant ou du derrière, ceux qui se croisent, se coupent plus fréquemment.

Les chevaux sont encore exposés à se couper par suite de défectuosités d'aplombs du membre et du pied, de manque de force ou d'adresse, de fatigue, de travail sur un sol irrégulier ou glissant.

Le cheval se touche ou se coupe à la *couronne* (cheval panard qui rase le tapis), au boulet, au canon, au genou (cheval panard qui marche haut).

Les *jarrets* sont *vacillants* quand, pendant la marche, ils se portent en dehors, le membre tout entier pivotant autour de la pince du pied.

CHAPITRE XX.

DES PROPORTIONS.

Le mot *proportions* s'entend des rapports des régions entre elles et avec l'ensemble.

On dit d'un cheval qu'il est bien *proportionné*, bien *fait, bien suivi, correctement établi* quand rien ne pèche dans son ensemble, cet ensemble pouvant d'ailleurs être *harmonieux* ou un peu *heurté*.

On dit, au contraire, qu'il est *disproportionné, décousu, fait de pièces et de morceaux*, quand une ou plusieurs régions ne sont pas en harmonie. (Exemple : une grosse tête au bout d'une encolure mince, des membres grêles supportant un tronc volumineux...).

Le premier est généralement *équilibré*, et s'il est cheval de selle, *confortable*.

Le second manque d'*équilibre naturel*, il est *équilibré sur les épaules* ou *sur les hanches*; d'une utilisation moins facile et moins agréable, il s'use beaucoup plus rapidement.

L'*équilibre naturel* du cheval est ainsi la faculté qu'il

possède, grâce à une exacte répartition du poids du corps entre l'avant-main et l'arrière-main, d'être en toutes circonstances et à toutes les allures, maître de ses forces, aisé dans ses mouvements, souple et liant.

L'harmonie dans les proportions n'implique pas que tous les chevaux doivent être du même *format*, de même *modèle*, du modèle *type*, et la conformation doit différer avec les services que les animaux sont appelés à rendre : type selle, type artillerie. (Voir chapitre des *aptitudes*.)

Quoi qu'il en soit, il est des *beautés absolues*, que les chevaux de l'armée, qu'ils soient de selle ou de trait, doivent toujours présenter, et des *beautés relatives*.

Beautés absolues. — Une poitrine ample, dès membres bien développés, un rein court et bien soudé, des pieds proportionnés à la taille et à la corpulence du sujet, des régions correspondantes symétriques...

Beautés relatives. — Elles correspondent à des types différents et à des aptitudes particulières; elles sont nettement définies dans les circulaires ministérielles ayant trait aux achats de chevaux par les remontes et figurent au chapitre des aptitudes sous le titre de *caractéristiques* des chevaux demandés pour l'armée.

CHAPITRE XXI.

HIPPOMÉTRIE.

L'hippométrie est la pratique qui consiste à relever les dimensions de différentes parties du corps du cheval, soit pour comparer ces mensurations entre elles, soit pour s'assurer qu'elles se rapprochent ou s'éloignent de celles du sujet que l'expérience a démontré être le meilleur.

Sans avoir la prétention de se substituer à la connaissance pratique, au coup d'œil, fruit de la longue expérience que possède tout homme de cheval, l'hippométrie entend donner aux éleveurs et à tous ceux qui désirent étudier les formes extérieures du cheval, une unité de direction et des précisions scientifiques.

Sans entrer dans trop de détails, il a paru utile de dire dans ce traité la façon dont sont prises les diverses mesures et de définir certaines expressions en usage.

Le service des remontes relève sur les sujets qui lui sont présentés les mensurations suivantes (fig. 67) :

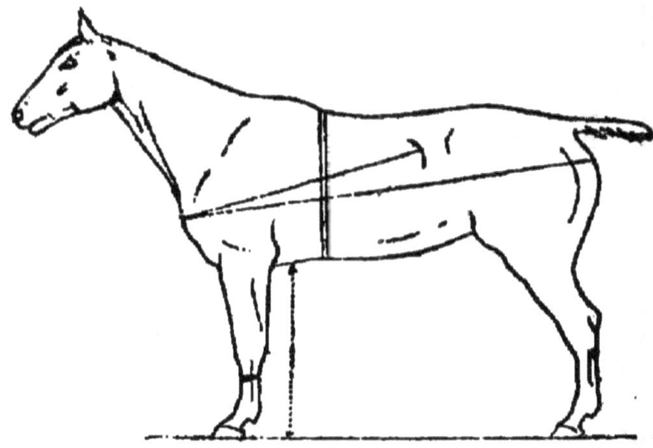

Fig. 67.

Taille, tour de poitrine, tour de canon, hauteur de la poitrine, par différence entre la taille et le *vide sous-sternal, poids;* il déduit de ces chiffres certains rapports ou indices : *indices corporels, de compacité, dactylo-thoracique.*

TAILLE. — Elle se prend au sommet du garrot.

TOUR DE POITRINE ou *périmètre thoracique.* — Se prend en arrière du garrot, le ruban métrique coupant la 9° côte.

HAUTEUR DE POITRINE. — On la représente par la taille au garrot diminuée du *vide sous-sternal.*
Le *vide sous-sternal* se mesure à l'aide d'un fil à plomb tendu du sternum au sol.
Le poids, donné par la bascule, peut se déduire à la rigueur de la formule :

$$P = C^3 \times 80 \quad (C, \text{ tour de poitrine}).$$

On considère encore :
La ligne *scapulo-iliale* de la partie supérieure de l'épaule à la pointe de la hanche;
La ligne *scapulo-costale* de la pointe de l'épaule à l'arc de la dernière côte.
La ligne *scapulo-ischiale,* représentant la *longueur du cheval,* de la pointe de l'épaule à la pointe de la fesse.

Les *indices* **qui découlent de ces mensurations sont ainsi définis :**

Indice de compacité, **rapport du poids à la taille diminuée d'un mètre.**

Indice corporel, **rapport du tour de poitrine à la longueur scapulo-ischiale.**

Indice dactylo-thoracique, **rapport du tour de canon au tour de poitrine.**

Indice pectoral, **rapport de la hauteur de poitrine au vide sous-sternal.**

Il suffira aux lecteurs de ce manuel, pour avoir une idée de l'importance pratique de ces mesures ou rapports, de consulter les extraits ci-dessous de la note adressée en 1913 par le général inspecteur général des remontes aux comités d'achat.

Sans attacher plus d'importance qu'il ne convient à l'hippométrie, *et étant bien entendu qu'aucune formule ne saurait suppléer le coup d'œil de l'homme de cheval,* **il faut toutefois reconnaître qu'elle peut fournir des données qui confirmeront le plus souvent l'impression de l'acheteur exercé, et contribueront à développer rapidement l'aptitude des débutants.**

Taille. — Pour se rendre compte de la taille qu'atteindront les jeunes chevaux à leur complet développement, on prend la longueur de la pointe du coude au milieu de la face externe du boulet, sur l'horizontale passant par le fanon et on reporte cette longueur de la pointe du coude au garrot : la différence donnera ce qui reste au cheval à gagner. Chez le cheval fait, ces deux mensurations sont égales.

Poids. — Le poids moyen du cheval d'un périmètre thoracique de 171 centimètres est de 400 kilogrammes; sa progression est de 7 à 9 kilogrammes par centimètre d'augmentation.

Le cheval de légère devrait avoir un périmètre de 170 centimètres correspondant à 393 kilogrammes; le cheval de dragon, un périmètre de 177 centimètres correspondant à 440 kilogrammes; le cheval de cuirassier, un périmètre de 180 centimètres correspondant à 475 kilogrammes; le cheval d'artillerie, un périmètre de 182 centimètres pour un poids de 480 kilogrammes.

L'indice de compacité, **qui doit être de 8 1/2 à 9 1/2 pour l'artilleur, ne devrait pas descendre au-dessous de 7 1/2 pour le cheval de cavalerie.**

L'indice pectoral **de 1/1 pour le hunter et le bon artilleur ne doit pas être inférieur à 4/5 pour le cheval de cavalerie près du sang.**

Le vide sous-sternal devra se rapprocher le plus possible de la moitié de la taille, sans en jamais dépasser les 5/9.

L'indice dactylo-thoracique ne devrait pas être inférieur à 0,115 pour l'artilleur et à 0,108 pour le cheval de cavalerie près du sang.

SECTION IV.
DU PIED ET DE SA FERRURE.

CHAPITRE XXII.

DU PIED. — SON ORGANISATION.

I. — Le pied du cheval est constitué extérieurement par une enveloppe cornée qu'on appelle le *sabot*, destinée à contenir et à protéger les parties vivantes et très sensibles qui terminent les membres.

Ces parties vivantes ont pour base et soutien le dernier os du membre, ou troisième phalange (fig. 68. C); on le

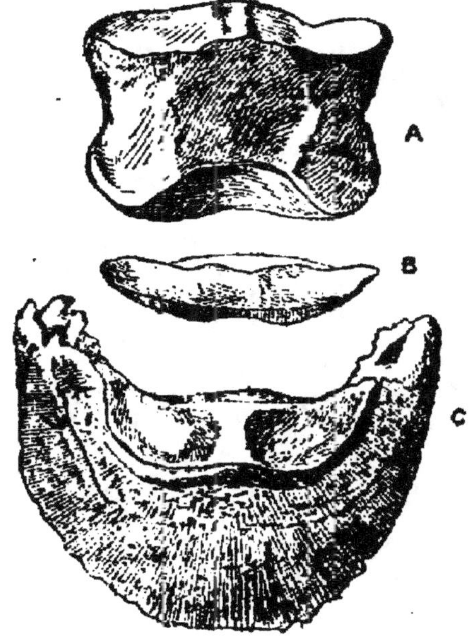

Fig. 68.

désigne le plus habituellement sous le nom d'os du pied; il reçoit les attaches des tendons destinés à le mouvoir et forme avec la deuxième phalange ou os de la couronne (fig. 68. A) une jointure ou articulation que complète en arrière un petit os ressemblant assez à une navette de tisserand, d'où son nom d'os *naviculaire* (fig. 68. B). Deux

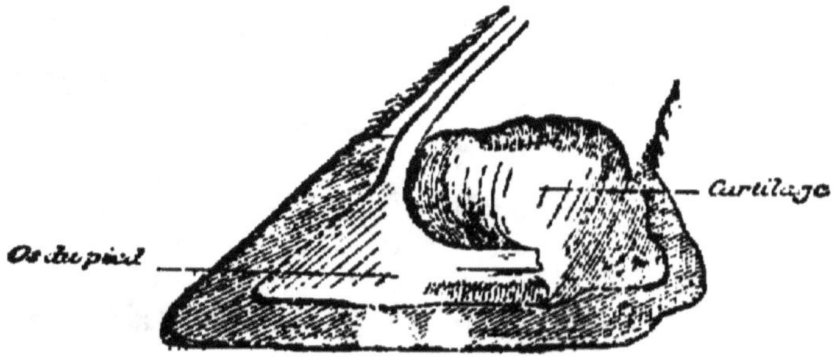

Fig 69

lames d'un tissu résistant élastique (les cartilages latéraux) [fig. 69] continuent l'os du pied en arrière et remontent sur les côtés.

Un tissu plus élastique et plus mou que le précédent, également situé en arrière, mais en dessous, est destiné à amortir le retentissement des chocs du pied sur le sol, et, en raison de cette fonction, il a reçu le nom de *coussinet plantaire* (fig. 70. 1).

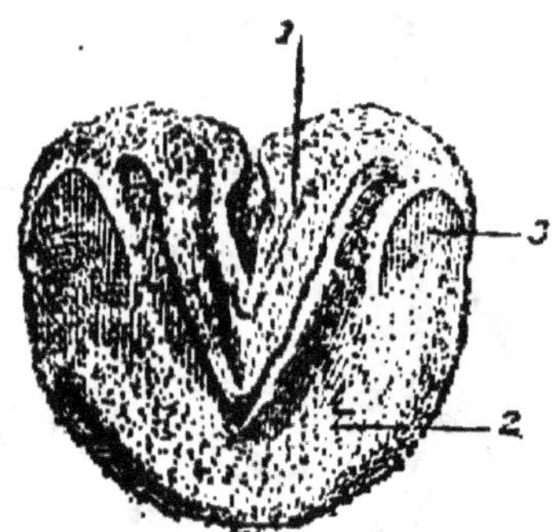

Fig. 70. — Enveloppe de chair (face plantaire).

. Coussinet plantaire : 2. Chair veloutée ; 3. Chair cannelée (pointes repliées).

Enfin, tout cet ensemble est recouvert par une couche d'un autre tissu très vivant, très sensible, appelé *chair du pied* et qui est fortement uni à la corne. Cette union a lieu, dans la partie qui ne repose pas sur le sol, au moyen d'un engrenage de lamelles très nombreuses de chair et de corne, disposées comme les feuillets d'un livre; d'où le nom de tissu feuilleté ou chair feuilletée (fig. 71. 3).

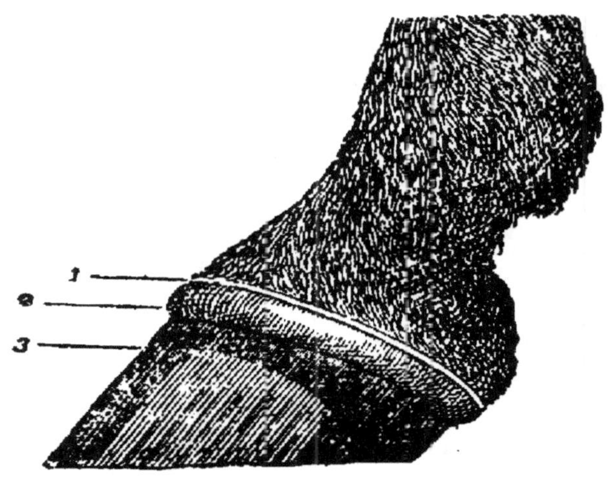

Fig. 71. — Enveloppe de chair.

1. Bourrelot périoplique ; 2. Bourrelet principal, 3. Chair cannelée.

Sous le pied, l'union se fait par de petits prolongements ayant quelque ressemblance avec les filaments du velours s'élevant de leur trame, et pour cette raison on l'a appelé *tissu velouté* ou chair veloutée (fig. 70. 2).

II. — Le sabot (fig. 72), comme on l'a dit plus haut, est

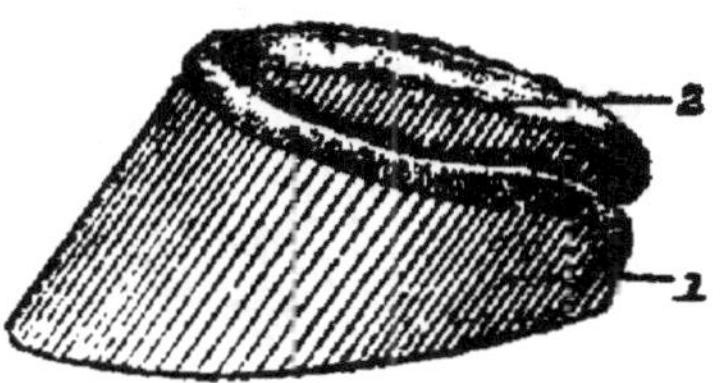

Fig. 72. — Sabot du cheval.

1. Face externe ; 2. Face interne.

une enveloppe cornée qui contient les parties vivantes du pied sur lesquelles il se moule.

Il est formé de plusieurs parties fortement unies entre elles, mais séparables et constituées par une corne de naure différente; ce sont la *paroi* (fig. 73), le *périople* (fig. 74), la *sole* et la *fourchette* (fig. 75).

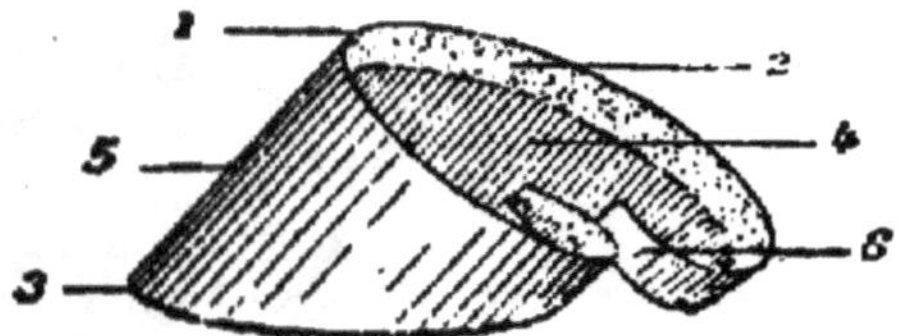

Fig. 73. — Paroi ou muraille.

1. Bord supérieur; 2. Gouttière. 3. Bord inférieur; 4. Face intérieure;
5. Face extérieure; 6. Extrémités repliées de la paroi ou barres.

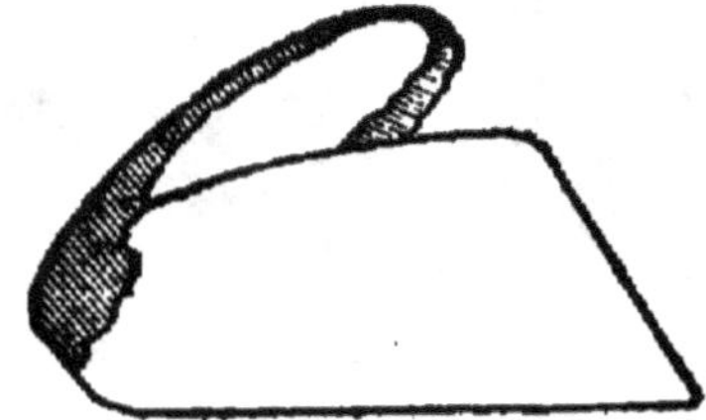

Fig. 74. — Périople détaché d'un sabot et soulevé.

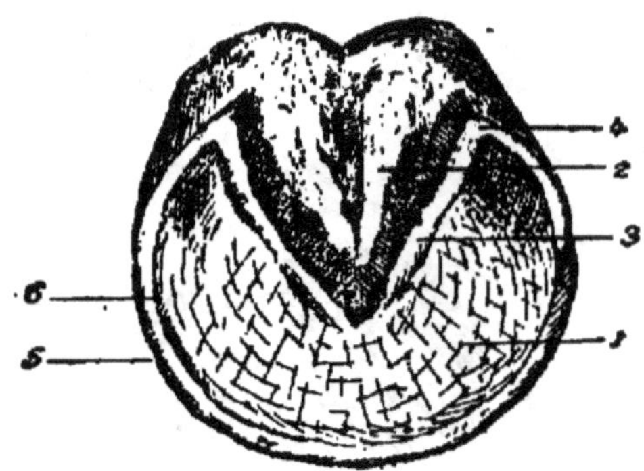

Fig. 75. — Sabot du cheval (face plantaire).

1 Sole; 2. Fourchette; 3. Barre; 4. Talon ou arc-boutant;
5. Bord plantaire de la paroi; 6. Cordon circulaire ou ligne blanche.

Tout ce qui se voit, le pied reposant sur le sol, est ce qu'on appelle la paroi ou la muraille, c'est la partie la plus importante du sabot; de sa force, de la qualité de la corne, de sa direction, dépendent la bonté du pied, l'aisance des allures et la solidité de la ferrure.

La paroi a été arbitrairement divisée en plusieurs ré‑
gions (fig. 76), la plus antérieure est la *pince*, en dedans
et en dehors de la pince sont les *mamelles*; en arrière de
celles-ci et correspondant aux côtés du pied sont les

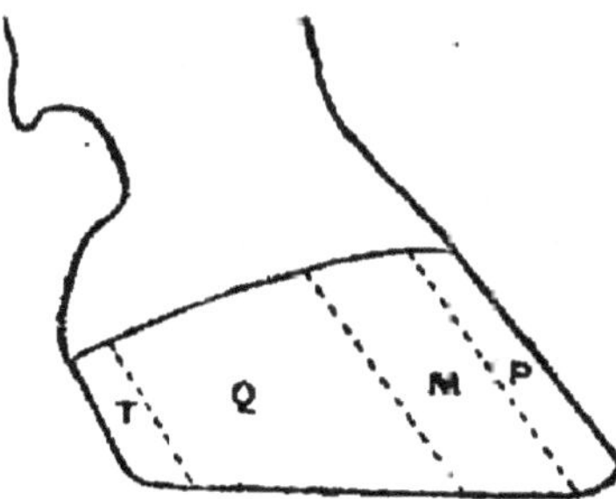

Fig. 76. — Régions de la paroi.

P. Pince; M. Mamelle. Q. Quartier; T. Talon.

quartiers, et tout à fait en arrière les *talons* ou arcs-bou‑
tants; là ne se termine pas la paroi, elle se réfléchit en
dedans et sous le pied où elle forme de chaque côté : les
barres (fig. 73) plus ou moins prolongées vers la pointe
de la fourchette.

La corne de la paroi est résistante, d'un aspect fibreux,
noire ou blanche, selon la couleur de l'extrémité du mem‑
bre; sa surface extérieure est lisse et comme vernissée;
sa surface intérieure présente les lames (fig. 73) qui
s'engrènent avec le tissu feuilleté et dont il a été parlé
plus haut. La paroi diminue d'obliquité, d'épaisseur et de
largeur, depuis la pince jusqu'aux talons: elle pousse à la
manière des ongles et des griffes des autres animaux; sa
croissance est de 1 à 2 centimètres par mois; elle procède
du bord inférieur de la peau qui, en se terminant, s'est
modifiée en un organe de production de la corne qu'on
appelle le bourrelet (fig. 71).

Sur le bord supérieur de la paroi s'étend une bande
mince et étroite d'une corne particulière et molle qui se
confond en arrière avec le tissu de la fourchette; on l'ap‑
pelle le *périople* (fig. 74); il fournit à la surface extérieure
de la muraille une sorte de vernis qui protège la corne
contre le desséchement. Le périople est produit par la
partie la plus extérieure du bourrelet à laquelle on a
donné le nom de *bourrelet périoplique* (fig. 71. I).

La partie du sabot qui repose sur le sol est désignée
sous le nom de *surface plantaire* (fig. 75); elle représente
une concavité plus ou moins prononcée, ouverte en ar‑
rière et dont le pourtour est constitué par le bord infé‑

rieur de la paroi; c'est la partie vraiment résistante de la surface plantaire; dès qu'elle est détruite, les autres régions, quoique participant naturellement à l'appui dans une certaine mesure, ne peuvent seules résister à la marche.

La concavité de la surface plantaire est formée par la *sole* (fig. 75. I); c'est une plaque de corne sèche, s'enlevant par lames, assez résistante pour protéger les tissus qu'elle recouvre, mais, comme on l'a dit ci-dessus, incapable de supporter l'appui dans une marche prolongée.

En arrière de la surface plantaire, on remarque une saillie en V allongé, formée par une corne flexible, filandreuse et relativement peu dure : c'est la *fourchette* (fig. 77); elle recouvre le coussinet plantaire; ses branches se dirigent vers les talons et sa pointe s'étend jusqu'au

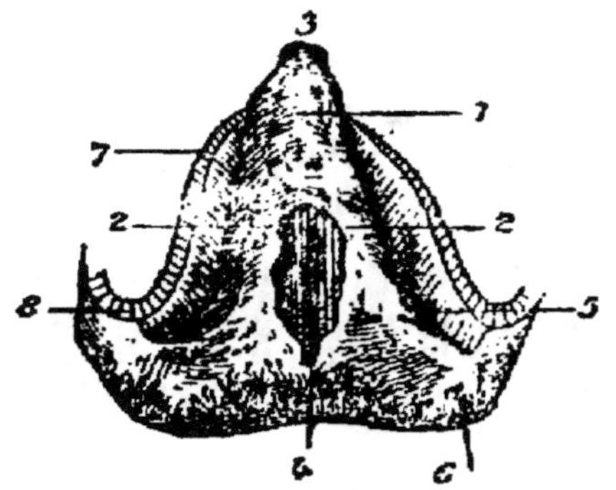

Fig. 77. — Fourchette.

1. Corps; 2. Branches; 3. Pointe; 4. Lacune médiane; 5. Lacune latérale; 6. Glôme; 7. Barre; 8. Arc-boutant ou talon.

centre de la concavité de la sole; les vides laissés de chaque côté et au centre de ce V sont les *lacunes de la fourchette*.

La corne de la sole et de la fourchette est produite par le tissu velouté et sa croissance n'a lieu qu'en épaisseur.

CHAPITRE XXIII.

BEAUTÉS ET DÉFECTUOSITÉS DU PIED.

Tel est le pied dans l'ensemble de son organisation; il peut, comme toutes les autres régions du cheval, présenter des qualités de constitution et de forme, ainsi que des vices naturels ou acquis.

Un *bon pied* doit avoir des dimensions en rapport avec la taille et la corpulence du cheval; la corne de la paroi doit être lisse, vernissée, sans fissures, cercles ou éclats; d'une obliquité d'à peu près 45 degrés vers la pince, mais diminuant graduellement d'inclinaison jusqu'aux talons. On préfère la couleur noire, parce qu'elle est plus résistante et s'éclate moins que la blanche: La sole doit être concave, les talons assez hauts et écartés les uns des autres, les barres saillantes et la fourchette bien développée.

Certaines races de chevaux ont les talons naturellement hauts (chevaux des pays secs), certains autres les ont naturellement bas (chevaux des pays humides), on dit de ces pieds qu'ils sont à *talons hauts*, à *talons bas*.

Les pieds antérieurs diffèrent comme forme des pieds postérieurs; ceux-ci sont moins arrondis, la paroi est moins oblique, les talons plus hauts, la sole plus creuse et la corne moins sèche.

Les Pieds défectueux, que l'on peut observer dans l'armée et qu'il importe le plus de connaître parce qu'ils nuisent aux services que les chevaux peuvent rendre et exigent des ferrures spéciales, sont :

1° *Le pied grand*, qui présente un excès de développement par rapport aux autres parties du corps. Les pieds grands sont généralement très évasés, avec la sole peu concave, la fourchette épaisse, grosse, et la corne peu résistante, s'éclatant facilement. Ils rendent les chevaux lourds, maladroits et les exposent à se déferrer;

2° *Le pied petit* a les défauts opposés du précédent : la corne est plus dure, la paroi plus verticale, la sole plus concave et la fourchette peu développée. Les pieds petits sont exposés aux resserrements des talons;

3° *Pieds inégaux.* — Quand il existe une différence dans le volume des pieds, on dit qu'ils sont inégaux, et c'est assez souvent l'indice d'une souffrance persistante et ancienne du membre dont le pied est le plus petit;

4° *Le pied plat* est celui dont la sole manque de concavité. Cette défectuosité expose aux meurtrissures de la surface plantaire;

5° *Pied à talons serrés.* — Lorsque les talons sont très rapprochés, très inclinés en dedans, on dit qu'ils sont serrés, et dans ce cas la fourchette est très petite et sa corne très sèche. Les pieds sont souvent douloureux;

6° *Pied encastelé.* — L'encastelure est une rétraction du sabot consécutive à des lésions profondes. Le pied encastelé est ordinairement petit, serré sur les côtés (en quartier); le bourrelet est redressé, presque horizontal; les talons sont rentrés, la sole creuse, la fourchette remontée et déviée, les lacunes effacées, souvent suintantes;

7° *Pied fourbu.* — Il y a bien des degrés dans la *fourbure*. Quand la maladie s'est installée très progressivement, sans avoir jamais été violente, la pince du sabot a un profil concave, en *sabot chinois*, et la sole est légèrement bombée. Ce pied peut permettre un bon service quand il est bien ferré, mais il est menacé de la fourbure aiguë qui est une très grave maladie;

8° *Pied cerclé.* — On appelle *cercles* des courbes saillantes qui se remarquent sur la paroi; on dit alors que le pied est cerclé; si ces courbes sont nombreuses et rapprochées les unes des autres, elles indiquent un pied souffreteux; s'il n'y a qu'un cercle volumineux, c'est le signe que le pied a été le siège d'une grave maladie à une époque plus ou moins rapprochée, selon sa hauteur sur la paroi; il disparaît par la croissance de la corne, *par avalure*, selon l'expression consacrée. Un changement de régime (mise au vert), peut produire un cercle qui n'a rien de maladif;

9° *Pied dérobé.* — Le pied dérobé est celui dont la partie inférieure de la paroi est plus ou moins détruite, soit par des éclats qui s'enlèvent quand la corne est de mauvaise nature, soit par usure quand le cheval marche déferré. Ce défaut disparaît par la pousse naturelle de la corne; mais, pendant qu'il existe, il rend difficile l'application d'une ferrure solide;

10° *Pieds panards et cagneux.* — Ce sont deux défauts opposés dans l'aplomb du pied; lorsque la pince est tournée en dehors, le pied est panard: dans ce cas, l'appui est plus fort sur le côté interne et le cheval est exposé à se couper, en marchant, avec le quartier.

Si la pince est tournée en dedans, le pied est cagneux, l'appui est plus prononcé sur le côté externe et le cheval peut se couper avec la mamelle interne.

CHAPITRE XXIV.

DE LA FERRURE.

Lorsque le cheval vit en liberté dans les pâturages, le sabot ne s'use que dans la proportion de sa croissance et le pied se maintient dans ses conditions naturelles; mais, lorsque l'animal travaille, l'usure de la corne est exagérée;

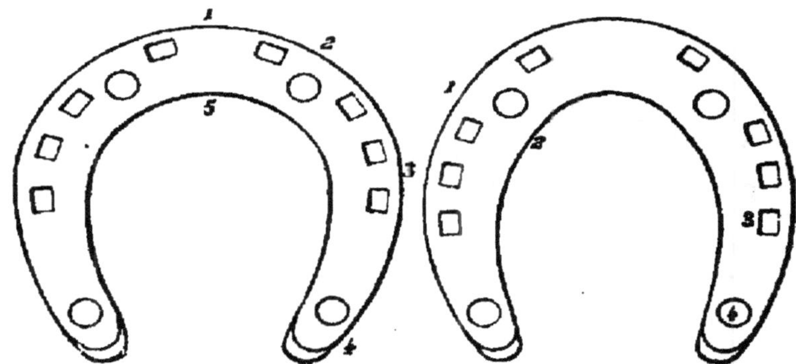

Fig. 78. — Fer de devant.
1. Pince ; 2. Mamelle ; 3. Branche ; 4. Éponge ; 5. Voûte.

Fig. 79. — Fer de derrière.
1. Rive externe ; 2. Rive interne ; 3. Étampure ; 4. Mortaise.

alors les tissus vivants ne tarderaient pas à être mis à nu et la marche deviendrait impossible si l'on ne protégeait la surface plantaire par la ferrure (fig. 78 à 81).

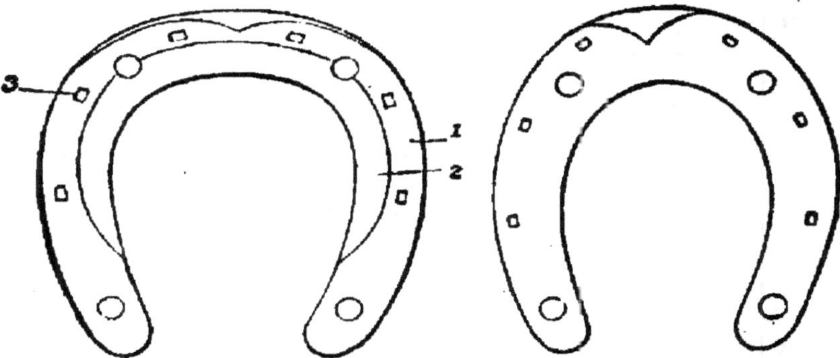

Fig. 80. — Fer antérieur.
1. Siège ; 2. Talus ; 3. Contreperçure.

Fig. 81. — Fer postérieur.

La ferrure consiste dans l'application méthodique d'une lame de fer percée de trous (*les étampures*) contournée

suivant la forme du pied auquel on la destine et maintenue par des clous implantés dans la paroi et rivés sur sa
face externe.

On distingue dans le fer à cheval plusieurs parties :
deux *faces*, l'une supérieure, qui est en rapport avec le
bord inférieur de la paroi, l'autre inférieure, qui repose
sur le sol, et sur laquelle sont percées des étampures qui
reçoivent la tête des clous; deux *branches* distinguées en
externe et interne; deux *bords* ou *rives* : l'un externe qui
suit le contour extérieur et l'autre interne qui décrit la
courbure interne dont le sommet est appelé *voûte*. En
outre, les différentes régions du fer ont reçu les noms
des régions correspondantes du pied.

Ainsi le fer a une *pince*, deux *mamelles*, deux *quartiers*
et deux *éponges*.

La ferrure d'hiver et les fers de mobilisation portent
quatre mortaises d'attente, deux en mamelles et deux en
éponges. Elles doivent recevoir les *crampons* à vis mobiles qui ne doivent être placés que pendant les marches
sur la glace.

Avant d'appliquer le fer, le pied exige une certaine préparation qui consiste à retrancher l'excédent de la corne,
et à la niveler; puis le fer, préparé à la forge, est présenté
encore chaud sous le pied pour vérifier s'il s'y adapte convenablement, s'il a la *tournure*, selon l'expression consacrée, et s'il porte bien sur la partie de la surface plantaire qu'il doit protéger; ensuite il est refroidi et cloué.

Les détails de cette opération sont du ressort des maréchaux ferrants.

La ferrure doit être renouvelée tous les mois en moyenne et il est important de tenir la main à ce que cette limite
ne soit pas dépassée, sans avoir égard à l'état de conservation des fers. Dans certaines garnisons, si l'on attendait
l'usure complète de la ferrure, le pied acquerrait une
longueur exagérée qui fatiguerait les articulations et nui-
rait aux aplombs.

On reconnaît qu'un cheval a besoin d'être ferré aux
signes suivants : la corne ayant poussé constamment et le
fer n'ayant pas changé de dimensions, celui-ci paraît plus
étroit et plus court que le pied; il semble avoir glissé en
avant; la corne déborde le fer et forme des éclats; les rivets manquent de solidité. Si on lève le pied, on voit le
fer éloigné de la sole, les éponges du fer ne recouvrent
plus les talons et s'incrustent dans la sole.

Pour reconnaître qu'un pied est *bien ferré*, il doit être
examiné *au poser* et *au lever*.

Au poser : vu de face, le pied est dans le prolongement
du paturon. Le pinçon est au milieu de la pince pour le
pied de devant et un peu en dedans pour celui de derrière. Les rivets sont à une même et suffisante hauteur,
ceux de pince à égale distance du sommet du pinçon; ils
sont courts et bien incrustés. L'épaisseur du fer est la

même à droite et à gauche du pinçon. Sa tournure reproduit celle du pied. *Vu de profil*, le pied se présente avec une longueur normale variable avec les divers sujets. La ligne de pince est droite du bourrelet aux rivets et très légèrement arrondie à partir des rivets.

La hauteur des talons varie avec l'obliquité de la pince; sur les pieds moyennement obliques, elle est égale à la moitié de celle de la pince.

Les rivets sont à une égale hauteur, bien incrustés.

L'épaisseur du fer de devant est partout la même.

Le fer de derrière est légèrement plus épais en pince.

La garniture commence au milieu des quartiers et augmente progressivement en éponges.

Au lever : Le fer est placé droit sous le pied; ses éponges sont à égale distance de la lacune médiane de la fourchette et ses branches ont la même longueur.

L'ajusture est suffisante, les branches portent bien à plat. Les têtes des clous sont bien enclavées dans les étampures. La sole a toute sa force. Les mains passées de chaque côté sur les rivets et sur les bords du fer permettent de juger si les uns ne dépassent pas la paroi et si les autres ne garnissent pas d'une façon exagérée.

Enfin, l'aplomb a été respecté et le plan de la surface d'appui placé verticalement au sol, coupe à angle droit le plan qui couperait le membre en deux parties égales.

Vissage et dévissage des crampons. — Avant le vissage des crampons, les mortaises doivent être nettoyées aussi complètement que possible; cette opération se fait avec la pointe des clefs réglementaires. Une bonne précaution consiste à ne jamais laisser les mortaises vides; à les obturer provisoirement avec du liège ou de l'étoupe enduite de graisse quand elles ne sont pas utilisées au cramponnage.

Les cavaliers et les conducteurs ne doivent pas laisser user complètement les crampons de leurs chevaux; dès que la saillie n'est plus que de 4 millimètres, il est nécessaire de les remplacer.

Chevaux déferrés. — Si, au cours d'une route ou en l'absence d'un maréchal, un cheval se déferre, le cavalier doit marcher constamment sur le terrain meuble du côté de la route, sous peine de voir sa monture devenir indisponible pour plusieurs jours par usure et sensibilité du pied.

TROISIÈME PARTIE.

DE L'HYGIÈNE.

L'hygiène est la partie des sciences hippiques qui a pour objet l'étude des soins à donner au cheval pour le conserver en santé, pour le maintenir en état de rendre les services qu'on en exige et, autant que possible, pour prolonger la durée de ces services en prévenant une usure trop rapide.

L'hygiène comprend donc un ensemble de connaissances et de préceptes d'une haute importance, dont on ne saurait trop se pénétrer dans les corps de troupes, puisque, de leur intelligente application, dépend, non seulement la conservation du cheval, mais encore l'entretien et le développement de ses aptitudes.

Les règles à suivre pour atteindre ce double but se déduisent nécessairement de toutes les influences, bonnes ou mauvaises, qui peuvent agir sur le cheval dans des conditions très variées où peut le placer le service militaire, et des besoins naturels à satisfaire pour l'entretien de l'organisme et l'exercice de ses fonctions.

CHAPITRE XXV.

INFLUENCE DE L'AGE ET DES SEXES.

I. — DES AGES.

La durée naturelle de la vie du cheval se partage en périodes de plusieurs années, correspondant à des modifications qui s'opèrent dans sa constitution et ses aptitudes; on les désigne sous le nom d'*âges*.

Depuis sa naissance jusqu'à cinq ans révolus, le corps du cheval s'accroît dans toutes ses dimensions, en hauteur, en largeur et en épaisseur; c'est le *jeune âge* ou *période d'accroissement*.

Après cinq ans, commence l'âge adulte; le cheval a acquis la taille qu'il conservera le reste de sa vie; mais il se développe encore en épaisseur et gagne en vigueur et en résistance jusqu'à huit ans; alors il reste stationnaire jusqu'à douze ans, époque où commence *la période de décroissance* ou *vieillesse* qui s'accentue de plus en plus jusqu'à la fin de l'existence de l'animal.

Ces périodes correspondent à peu près à celles de l'évolution dentaire; ainsi, le cheval est *poulain* tant qu'il n'a que des dents de lait, c'est-à-dire jusqu'à deux ans et demi; c'est le temps de son plus grand accroissement.

Il perd ce nom et n'est plus désigné que sous celui de *jeune cheval*, pendant l'apparition des dents persistantes, de deux ans et demi à cinq ans, temps pendant lequel il grandit encore sensiblement, la première partie de l'âge adulte, qui finit à huit ans, correspond à la période du rasement des dents et est caractérisée par le développement en force et en vigueur. Pendant la disparition de l'émail central, de huit à douze ans, le cheval est réellement stationnaire; enfin, après douze ans, commence la décroissance avec la triangularité des dents.

Le cheval arrive dans l'armée pendant la deuxième partie de sa jeunesse (vers trois ans) et en disparaît de quinze à dix-huit ans, avant la fin naturelle de sa vieillesse.

Les services qu'il est susceptible de rendre, comme les soins dont il doit être l'objet, sont marqués par les phases de son existence, telles qu'elles viennent d'être indiquées.

Le jeune cheval est encore dans la période de croissance; ses os, ses tendons, ses ligaments n'ont pas acquis toute la résistance qu'ils offriront plus tard, tandis que ses muscles, ses poumons, son cœur et son système nerveux possèdent leur plus grande activité; il en résulte que le travail demandé au jeune cheval doit être très mesuré sous peine de voir compromettre et tarer par suite de son impétuosité naturelle, les os et les articulations de ses membres. Il est nécessaire aussi de bien nourrir le cheval qui, non seulement doit s'entretenir et faire un travail inhabituel, mais encore accroître son format. C'est donc avec raison que les jeunes chevaux sont maintenus en dressage jusqu'à la fin de leur sixième année.

Le cheval adulte, après six ans, peut être soumis à toutes les épreuves du dressage et satisfaire aux exigences du service militaire, mais il n'est réellement un cheval fait, c'est-à-dire dans toute la plénitude de ses forces, de sa vigueur et de sa résistance, que vers huit ans.

Après douze ans, la vieillesse arrive plus ou moins vite, selon les individus et selon qu'ils ont été plus ou moins ménagés pendant les périodes antérieures. A cette époque, les forces diminuent, les muscles deviennent roides; on peut encore utiliser le cheval dans les dépôts des corps, mais on ne peut plus compter sur lui pour un service de guerre. Il pourrait encore supporter des privations, mais il est incapable de résister à de grandes fatigues.

II. — DES SEXES.

L'armée utilise des *chevaux entiers*, des *juments* et des *chevaux hongres*.

Le cheval entier est plus fort et capable, à un moment donné, de plus grands efforts de vigueur et de résistance que la jument ou le cheval hongre; mais il est plus difficile à gouverner, moins soumis et fréquemment plus méchant.

Les chevaux entiers qui appartiennent aux races françaises ne sont pas propres au service militaire. Ceux qui existent dans l'armée sont les chevaux algériens des régiments d'Afrique; ils doivent cette exception à des qualités spéciales : ils sont doux avec l'homme, très maniables, très sobres, très résistants aux fatigues; on ne peut leur reprocher que d'être querelleurs entre eux, de jeter parfois du désordre dans les camps lorsqu'ils s'échappent, et d'exposer les cavaliers à être trahis dans une embuscade, par leurs hennissements.

La jument est d'un bon service, surtout celle qui est de race commune et propre au trait.

Dans les races plus fines qui, suivant l'expression consacrée, *ont du sang*, les juments sont plus irritables que les chevaux hongres; parfois elles sont quinteuses; quelques-unes, aux époques des chaleurs (*du rut*), deviennent pisseuses, alors elles sont difficiles à monter, n'obéissent plus, ruent et mettent le désordre dans le rang.

Le nombre des juments, dans l'armée, est beaucoup moins considérable que celui des chevaux.

Le cheval hongre est, à tous les points de vue, celui qui convient le mieux pour le service militaire; c'est le plus docile, le plus soumis et il possède assez de vigueur et de résistance pour satisfaire à toutes les exigences de la guerre.

CHAPITRE XXVI.

INFLUENCE DE L'AIR, DES SAISONS ET DES CLIMATS.

I. — DE L'AIR.

L'air, si indispensable à la vie des animaux, peut devenir une cause de l'altération de leur santé et de leur vigueur dans certaines conditions de température, d'humidité, d'agitation ou d'impureté qui dépendent des saisons, des climats ou des locaux dans lesquels ils sont enfermés.

L'air pur et sec, d'une température moyenne, donnant une impression plutôt fraîche que froide, est celui qui convient le mieux au cheval; il stimule son organisme et entretient sa vigueur et son énergie.

L'air froid, en abaissant la température extérieure du corps, arrête la transpiration cutanée, produit une rigidité de la peau qui hérisse les poils; s'il est trop froid, son action va jusqu'à déterminer des tremblements dans les membres, et il est surtout nuisible aux chevaux faibles et mal nourris. Pour en prévenir les dangereux effets, on doit éviter de tenir longtemps les chevaux au repos hors des écuries, et, s'il y a nécessité de le faire, il faut les mettre à l'abri des courants d'air et les revêtir d'une couverture.

L'air chaud fatigue les chevaux, il les affaiblit par les grandes déperditions qu'il occasionne en provoquant des sueurs abondantes; sous son influence, l'appétit diminue et la soif augmente.

Pour en atténuer les effets, on place à l'ombre, autant que possible, les chevaux que les besoins du service forcent de tenir dehors, ou l'on oppose aux vifs rayons du soleil qui pénètrent dans les écuries, des toiles ou écrans fixés aux ouvertures placées au-dessus des chevaux. On lave plusieurs fois par jour les yeux et les naseaux de ces animaux avec de l'eau fraîche. On leur fait prendre des bains de rivière; enfin, on les rafraîchit en leur donnant des barbotages clairs au repas du soir, pendant les journées les plus chaudes.

L'air humide, s'il est froid, est celui qui altère le plus la santé des chevaux; c'est en leur distribuant une très bonne nourriture, en les tenant chaudement, en les soumettant à de bons et longs pansages et en leur faisant prendre chaque jour de l'exercice, qu'on peut en diminuer les fâcheux effets.

Si l'air est chaud en même temps qu'il est humide, il amollit les chevaux, les rend paresseux et diminue leur appétit; il faut alors les stimuler par une nourriture excitante, arroser leurs fourrages avec de l'eau salée et ne les faire travailler qu'au moment le moins chaud de la journée.

L'air vicié par la respiration et les émanations du corps, dans les locaux étroits où sont enfermés un grand nombre de chevaux, est ce qu'il y a de plus pernicieux pour leur santé et même pour leur vie; il en sera parlé plus loin, quand nous traiterons des écuries et des chevaux transportés sur des navires.

Lumière. — La lumière est nécessaire aux animaux; elle a sur eux une action vivifiante qui favorise l'accomplissement de toutes les fonctions. Les chevaux tenus longtemps dans l'obscurité perdent de leurs forces; lorsqu'ils sortent de locaux sombres, la lumière extérieure les éblouit et les rend ombrageux, et leur vue peut s'altérer.

II. — Des vents.

L'air agité, ou le vent, lorsqu'il est modéré et que la température est un peu élevée, impressionne agréablement les chevaux et leur est salutaire. Les vents violents, froids et humides, les incommodent; ils en redoutent surtout l'action sur leur tête. Chacun a pu remarquer que les chevaux bivouaqués, attachés à la corde ou au piquet, tournent tous leur derrière au vent et abritent leur tête avec leur corps; de là l'indication de soustraire, autant que possible, ces animaux à l'action des vents, en les plaçant dans des lieux abrités et, dans le cas où l'on ne peut le faire, en leur mettant sur le corps, une couverture bien étendue qui enveloppe la croupe et même retombe en arrière des fesses. Un autre effet très pernicieux du vent, est de refroidir rapidement les animaux, surtout s'ils sont en sueur. Tout le monde sait combien il est dangereux de laisser dans un courant d'air un cheval échauffé par un travail quelconque; il faut, si l'on ne peut l'abriter, le promener jusqu'à ce qu'il soit séché, s'il est mouillé par la sueur.

III. — Des pluies.

L'été, les pluies ont généralement peu d'inconvénients sur la santé des chevaux.

Celles de l'automne et de l'hiver sont froides. Les chevaux casernés qui les reçoivent accidentellement n'en sont généralement pas incommodés; il est bon, cependant, de les sécher par un vigoureux bouchonnage à leur rentrée à l'écurie.

Mais, ceux qui y sont continuellement exposés, dans les camps ou les bivouacs, n'y résistent qu'à la condition d'être bien nourris; dans ce cas, le plus grand inconvénient de ces pluies est de rendre le sol boueux et d'occasionner des crevasses dans les paturons et quelques engorgements de membres. Si, au contraire, l'alimentation est insuffisante, les pluies des saisons froides sont très funestes pour les animaux et beaucoup succombent.

IV. — Des saisons.

Les effets de l'air dans ses différents états de sécheresse, d'humidité et de température, expliquent naturellement l'influence des saisons sur le cheval.

Le printemps est favorable à tous les chevaux, à ceux qui sont en bon état et à ceux qui ont souffert pendant la durée de l'hiver; sous son influence, l'activité des fonctions augmente; un poil court et brillant remplace la fourrure hivernale; l'embonpoint et la gaieté reparaissent; c'est le réveil de l'organisme animal comme celui de la vie végétale.

L'été, par sa chaleur, affaiblit le cheval; son appétit diminue; il sue facilement, est toujours altéré; tourmenté par les mouches, il repose mal et maigrit. Les journées orageuses sont celles qui l'accablent le plus et diminuent le plus son énergie. C'est pendant cette saison qu'il y a lieu d'appliquer les mesures indiquées plus haut pour atténuer les effets de l'air chaud.

L'automne ramène une certaine activité dans les fonctions, mais son action est loin d'être aussi favorable que celle du printemps; tout au contraire, cette saison est regardée par certains cavaliers comme celle où les chevaux, épuisés par les chaleurs de l'été, ont le moins d'énergie et sont le plus exposés aux accidents qui résultent de brusques variations de température ou d'altérations particulières de l'atmosphère, surtout dans les pays marécageux. Dès les premières impressions du froid, les poils s'allongent et s'épaississent; on dit alors que le cheval prend le *poil d'hiver*.

L'hiver, froid et sec, exerce sur les tissus un resserrement qui accroît la vigueur; le cheval éprouve un besoin de mouvement qui se traduit par des accès de gaieté. L'air froid qui entoure le cheval lui enlève beaucoup de sa chaleur naturelle; aussi, faut-il, pour remplacer celle qui se perd sans cesse, que les phénomènes qui la produisent soient suractivés; de là, la nécessité de fournir en proportion plus considérable, par une nourriture plus abondante, les éléments qui doivent contribuer à sa production. L'animal en exprime lui-même le besoin par une augmentation de son appétit.

Les hivers froids et humides sont les plus malsains, les fonctions de la peau et des appareils de dépuration s'exécutent mal, les muqueuses des premières voies respiratoires, irritées par le froid, peuvent s'enflammer et permettre une facile invasion de l'économie par les microbes. C'est pendant ces hivers froids et humides que les épizooties des agglomérations (gourmes et pneumonies infectieuses, affections typhoïdes) sont les plus fréquentes et les plus graves.

V. — DES CLIMATS.

Les climats sont chauds, froids ou tempérés, secs ou humides.

Leurs effets sur les chevaux, comme sur tous les animaux, sont considérables, parce qu'à l'action permanente d'une température déterminée, s'ajoutent d'autres influences qui modifient les conditions de vie, comme par exemple une végétation spéciale d'où résulte une alimentation particulière, etc.

La nature du cheval est assez flexible pour se prêter, dans certaines limites cependant, aux modifications que lui impriment les climats. Mais ces modifications de l'organisme, qui permettent aux animaux de vivre sans trouble sous l'influence des diverses conditions climatériques, sont le privilège exclusif de ceux qui appartiennent aux races locales et qui sont nés dans la région:

Les autres ne peuvent les acquérir, le plus souvent, qu'après s'être habitués au climat par un long séjour; aussi le brusque transport d'un climat dans un autre ne peut avoir lieu sans faire courir au cheval un danger, qui est d'autant plus grand que la différence est plus marquée. Tous les animaux dépaysés passent en effet par une phase critique qu'on appelle l'*acclimatement* et qui dure jusqu'à ce que leur organisme se soit accommodé avec le nouveau milieu dans lequel ils doivent vivre. On verra plus loin, à l'égard des chevaux de remonte, que, sans quitter la France, ces animaux subissent l'influence des changements de localité, de régime et de vie.

CHAPITRE XXVII.

LOGEMENTS DES CHEVAUX.

(ÉCURIES, BARAQUES ET HANGARS.)

Pour soustraire les chevaux aux influences atmosphériques, il est nécessaire, pendant le temps qu'ils ne sont pas utilisés, de leur procurer des abris où ils puissent encore se reposer et consommer facilement leur nourriture. Ces abris ont une grande importance dans l'hygiène du cheval, car s'ils sont très avantageux à la santé et au bon entretien de cet animal lorsqu'ils réunissent de bonnes conditions de salubrité, ils peuvent produire un effet contraire lorsque leur construction et leur installation intérieure sont vicieuses.

Trois sortes d'abris sont donnés aux chevaux de l'armée :

1° Des *écuries*, et l'on étend ce nom à tout local clos, en maçonnerie, construit ou non en vue d'y loger des chevaux;

2° Des *baraques*, qui ne sont autre chose que des écuries en planches;

3° Et enfin, des *hangars*, construits en maçonnerie, en bois ou en tôle.

I. Ecuries. — Une écurie, pour être salubre, doit réunir les conditions suivantes :

1° Elle sera aussi vaste que possible, eu égard au nombre des chevaux qu'elle doit contenir; ses dimensions dans le sens suivant lequel sont disposés les mangeoires et les râteliers, seront telles qu'on pourra accorder à chaque cheval au moins 1ᵐ,45 en largeur, si les chevaux sont barrés, et 1 mètre s'ils ne le sont pas; il faudra, en outre, qu'il y ait un espace vide pour circuler facilement et sûrement derrière les chevaux, quelle que soit d'ailleurs la disposition de ceux-ci sur un ou deux rangs;

2° Le sol de l'écurie sera uni, pavé, bétonné ou macadamisé, et assez incliné pour permettre aux urines de s'écouler;

3° Les plafonds seront très élevés; les fenêtres, en nombre suffisant pour donner partout de la lumière et permettre une large aération, seront percées assez haut pour, étant ouvertes, ne pas établir des courants d'air dans l'espace occupé par les chevaux.

Les portes seront larges et autant que possible à deux battants ouvrant en dehors;

4° Enfin, les râteliers individuels seront en fer, et les mangeoires individuelles, seront en matériaux faciles à désinfecter.

Les *écuries-docks*, vastes, faciles à aérer, commodes pour le service, ont l'inconvénient d'être très froides en hiver par suite des courants d'air qui s'y établissent facilement et du défaut de voligeage sous toiture.

Il y a donc lieu, par les très basses températures, de fermer toutes les ouvertures.

En été, au contraire, l'atmosphère de ces locaux étant extrêmement chaude, on doit en arroser fréquemment le sol et rendre leur aération aussi large que possible.

Les écuries-docks ne conviennent nullement aux chevaux malades. Celles réservées aux jeunes chevaux et celles des climats froids doivent toujours être voligées.

Les écuries appartenant à des particuliers, occupées dans certaines circonstances, sont rarement dans de bonnes conditions de salubrité; ce sont généralement des écuries d'auberge, d'anciens établissements de roulage, des fermes ou des étables, etc., bas, étroits, sombres et peu aérés, dont le sol est défoncé et laisse séjourner les urines. Il faut obvier à ces défauts en n'y plaçant qu'un nombre de chevaux inférieur à celui qu'elles peuvent contenir; ce qu'il importe d'éviter, c'est de réunir dans de semblables locaux, un grand nombre de chevaux; l'air s'y vicie très vite par la respiration et les exhalaisons du corps et rien n'est plus funeste pour la santé de ces animaux. Une petite écurie, basse, étroite et mal aérée, ne contenant que deux ou trois chevaux, est moins insalubre qu'une autre dans des conditions semblables, mais qui en contiendrait un grand nombre, avec des dimensions donnant le même cube d'air par cheval. On doit encore améliorer le sol de ces écuries, en remplissant les trous avec du sable ou de la terre argileuse bien tassée. On fait ensuite creuser des rigoles pour l'écoulement des urines. Pendant la belle saison, un hangar doit toujours être préféré à une écurie sombre et mal aérée.

II. Baraques. — Les baraques, comme les écuries, doivent être assez larges pour permettre une circulation facile et sûre derrière les chevaux, que ceux-ci soient placés sur un ou deux rangs. Leur toiture, également élevée, se prolongera assez en dehors pour rejeter les eaux pluviales aussi loin que possible. Les planches devront être bien jointes afin d'empêcher, par les interstices, le passage de l'air qui frapperait sur la tête et les yeux des chevaux. Les ouvertures disposées pour l'aération devront s'ouvrir sans établir de courants d'air dans les parties basses. Les baraques doivent être construites sur un terrain sec et élevé, ou protégées par des fossés contre l'envahissement des eaux et l'humidité du sol; autant que possible, elles seront pavées ou macadamisées. Enfin, comme les écuries, elles doivent être pourvues de mangeoires et de râteliers de désinfection facile.

Installées dans ces conditions, les baraques sont des logements salubres, froids en hiver; mais le cheval bien nourri et bien soigné, ne redoute pas une basse température.

III. Hangars. — Les hangars, abris de fortune, doivent être recherchés ou construits de la façon suivante :

1° Ils doivent être orientés de façon à être clos du côté des vents dominants;

2° Ils doivent être notablement plus profonds que la longueur du cheval;

3° Ils doivent être complétés par un rideau en toile ou en tresse de paille permettant de fermer l'ouverture permanente;

4° Avoir un sol légèrement incliné facilitant l'écoulement des urines et, autant que possible, pavé ou macadamisé;

5° Etre munis de râteliers et de mangeoires.

En Algérie, pour des raisons climatériques, on donne

la préférence aux hangars sur tout autre local, pour abriter les chevaux.

IV. TENUE DES LOGEMENTS DES CHEVAUX. — Quels que soient les locaux qui contiennent des chevaux, ils doivent être tenus dans le plus grand état de propreté. Les mangeoires et les râteliers seront nettoyés avant d'y placer la nourriture, ce qui reste du repas précédent devant toujours être retiré. Le sol sera soigneusement balayé, et, pendant les fortes chaleurs, il sera bon de l'arroser : cette précaution donne une fraîcheur très salutaire.

Les crottins, enlevés de dessous les chevaux au fur et à mesure qu'ils sont rendus, ne doivent pas séjourner dans les écuries. Les fumiers seront toujours déposés dehors, aussi loin que possible.

La litière, maintenue en permanence sous les pieds des chevaux, ne doit être relevée, pour permettre d'en retirer le fumier, que lorsque l'ordre en est donné, généralement deux fois par mois. Dans cette opération, il faut, autant que possible, faire sortir les chevaux des écuries et, dans tous les cas, ouvrir toutes les portes et les fenêtres.

Une litière ainsi tenue, s'épaissit tous les jours par l'adjonction de la paille non consommée; elle finit par former trois couches distinctes : la supérieure, sèche, sur laquelle repose le cheval; celle du milieu, humide et chaude; et l'inférieure, en contact avec le sol, froide et retenant les vapeurs ammoniacales qui se dégagent des urines.

Quand elle est bien entretenue, elle ne répand aucune odeur; il n'y a que lorsqu'on la remue que les gaz rendus libres, se dégagent; mais ils se dissipent rapidement en aérant l'écurie.

Quand on relève une litière ainsi tenue, on ne doit jeter au fumier que la couche profonde, humide et pourrie, en contact avec le sol.

La couche superficielle, sèche, est mise de côté; celle du milieu, étant humide, si le temps le permet, sera exposée à l'air extérieur pour la sécher; cette dernière précaution n'est pas indispensable. On refait la litière en étendant sur le sol, préalablement bien nettoyé, la partie de l'ancienne litière qui constituait la couche moyenne; on la tasse bien avec les pieds et on la recouvre de la partie sèche qui a été mise de côté.

L'emploi de la tourbe comme litière est prévu dans certains cas. (Instructions des 25 juillet 1912 et 16 novembre 1912.)

AÉRATION DES ÉCURIES. — BAINS D'AIR. — Quoique constamment assurée, l'aération des écuries doit varier avec l'état de l'atmosphère. Plutôt que de faire diminuer l'aération, on fait couvrir les chevaux.

Autant que possible, les prescriptions suivantes doivent être observées :

En été, les portes et les fenêtres doivent être largement ouvertes, de nuit et de jour.

En hiver, pendant les temps calmes, et toutes les fois que la température extérieure ne descend pas au-dessous de zéro, on laisse les fenêtres ouvertes nuit et jour. Quand le vent souffle avec violence, les portes restent fermées du côté du vent.

Les portes et les fenêtres sont toujours fermées pendant une heure après la rentrée des chevaux.

Enfin, quand la température descend au-dessous de zéro, le capitaine commandant donne les ordres que la rigueur du froid paraît devoir exiger.

Il faut veiller à ce que les chevaux ne soient pas exposés aux courants d'air et fermer, à cet effet, les portes près desquelles ils sont placés.

En été, lorsque l'état de l'atmosphère et les nécessités du service le permettent, il y a intérêt à attacher les chevaux hors des écuries pour les soumettre pendant une heure ou deux à l'action de l'air pur.

L'emploi de l'entrave double, pour les chevaux qui frappent, prévient les accidents.

Les chevaux malades, les blessés, qui ont de larges plaies suppurantes, ne doivent pas séjourner dans les écuries qui contiennent des chevaux sains.

Il ne faut, sous aucun prétexte, tolérer dans les écuries la présence d'autres animaux domestiques. On évitera également de les laisser fréquenter par des volailles, qui salissent les mangeoires par leurs fientes.

Les fourrages ne doivent jamais être conservés dans les locaux occupés par les chevaux; ils s'imprègnent de l'odeur d'écurie, perdent leur fraîcheur et peuvent être gaspillés par les chevaux qui se détachent.

CHAPITRE XXVIII.

SOINS DE PROPRETÉ.

Soins journaliers.

I. Avant le travail. — Avant de seller, brosser rapidement le cheval avec la brosse en chiendent pour enlever la poussière et le crottin; nettoyer les sabots, curer les pieds et vérifier l'état de la ferrure; passer la brosse humide sur les crins.

II. A la rentrée. — Il faut éviter, autant que possible, de ramener les chevaux en sueur au quartier.

En rentrant du travail, attacher le cheval hors des écuries toutes les fois que la température le permet; le débrider et le desseller, puis, afin de sécher rapidement le poil, prendre un bouchon de paille dans chaque main et frictionner vivement l'encolure, la poitrine, le ventre et les flancs; brosser ensuite tout le corps avec la brosse en chiendent; passer l'éponge mouillée sur les yeux, les naseaux, le fourreau et l'anus; laver les paturons et les sécher soigneusement avec l'éponge ou avec l'époussette formant tampon (il faut éviter dans cette opération d'imprimer à l'époussette un mouvement de va-et-vient qui pourrait irriter la peau et occasionner des crevasses); curer les pieds. Si la queue est crottée, frotter les crins les uns contre les autres, tremper le fouet dans l'eau et l'égoutter. Enfin, rentrer le cheval à l'écurie. Si le cheval transpire à nouveau, le cavalier le bouchonne une deuxième fois jusqu'à ce qu'il soit sec.

III. Pansage. — Le pansage a pour but de faciliter les sécrétions de la peau en débarrassant celle-ci des corps étrangers qui la souillent.

La peau est le siège d'une fonction dont le résultat est l'élimination de certains produits qui sont devenus inutiles ou nuisibles et doivent être rejetés du corps. Cette fonction est ce qu'on appelle la *transpiration cutanée*; elle est continuelle, mais son activité varie beaucoup selon la température de l'air et le travail que font les animaux; tantôt le produit de la transpiration n'est constitué que par une vapeur invisible et prend, à cause de cela, *le nom de transpiration insensible*; tantôt, au contraire, il apparaît sous forme liquide et mouille le poil : c'est alors *la sueur*. Dans l'un et l'autre cas, la transpiration laisse sur la peau des matières grasses et des substances salines qui peuvent obstruer les ouvertures des très petits canaux par lesquels elle s'échappe et s'oppose à la libre sortie de ces produits. En outre, l'épiderme, couche superficielle de la peau, se renouvelle continuellement et se détache par petites écailles qui restent dans les poils et forment, mélangées avec les matières que la transpiration laisse en s'évaporant et la poussière du dehors, *la crasse* que l'on enlève pendant le pansage.

Le pansage a un autre effet : la friction générale du corps avec la brosse et autres instruments équivaut à un massage qui procure un grand bien-être aux chevaux. Un bon pansage, après une grande fatigue, concourt puissamment à délasser les animaux.

Enfin le pansage donne au cheval une belle apparence.

Le pansage a lieu au moins une fois par jour, autant que possible après le travail à cheval et hors des écuries toutes les fois que la température le permet. Il doit être exécuté avec une grande activité.

Le cheval étant sec est attaché par le licol ou le bridon.

Tout d'abord les pieds doivent être curés.

Si le cheval a le poil un peu fort, le cavalier se sert ensuite de l'étrille; il la prend dans la main droite, la passe légèrement à rebrousse-poil sur toutes les parties charnues en commençant par l'encolure et étrille le côté droit d'abord, le gauche ensuite. La tête, le bord inférieur de l'encolure, la base de la queue, les hanches, l'épine dorsale, le fourreau, les mamelles, la face interne des cuisses et les avant-bras, les parties inférieures des membres ne doivent jamais être touchées par l'étrille.

Si le cheval a le poil fin ou s'il est tondu, l'emploi de l'étrille est inutile. Le cavalier, à l'aide de la brosse de chiendent, fait tomber le plus gros de la crasse.

Lorsque le cheval a été étrillé ou bouchonné, le pansage est continué au moyen de la brosse à cheval. Le cavalier prend l'étrille de la main gauche, les dents en dessus, et la brosse à cheval de la main droite; il brosse la tête, puis l'encolure et tout le côté droit; il exécute la même opération du côté gauche en commençant par la tête; il a soin, après chaque coup de brosse donné d'abord à rebrousse-poil puis dans le sens du poil, de passer la brosse sur l'étrille pour enlever la crasse. Quand l'étrille en est chargée, il la frappe légèrement sur le sol en arrière du cheval.

Le cavalier panse les membres de même, en commençant par la partie supérieure.

Il passe ensuite l'époussette sur toutes les parties du corps pour lisser et lustrer le poil. Il nettoie le toupet puis la crinière, mèche par mèche, en les brossant avec la brosse à cheval. Il commence par le bas de l'encolure si la crinière tombe à gauche et par le haut si elle tombe à droite et sépare successivement les mèches avec la main gauche. Après chaque coup de brosse donné dans le sens des crins, il passe la brosse sur l'étrille qu'il a fixée à sa ceinture.

Pour nettoyer la queue et éviter les démangeaisons qu'y produirait la crasse, le cavalier la sépare par mèches et en brosse le tronçon.

Il passe l'éponge mouillée sur la queue, les naseaux, le fourreau et l'anus.

Le lavage à grande eau est très exceptionnellement pratiqué et seulement à la belle saison, lorsque la température le permet; le cheval est toujours parfaitement séché après le lavage et promené au soleil avant d'être rentré à l'écurie.

Hygiène des membres. — Les membres du cheval doivent être l'objet d'une attention constante. Si, en passant la main sur les canons, les tendons et les boulets, le cavalier sent de la chaleur ou s'il constate un peu d'engorgement ou de sensibilité, il en rend compte immédiatement.

On peut laver les membres du cheval au moyen d'une éponge trempée dans l'eau propre, surtout quand ils sont couverts de boue ou de poussière. Après le lavage, les membres doivent être séchés, en particulier au niveau des paturons, qui doivent, de plus, être tenus très propres afin d'éviter les crevasses. Le cavalier signale la plus légère excoriation qu'il y remarque.

Après un travail sur un terrain dur, on peut faire passer les chevaux à l'eau jusqu'aux genoux toutes les fois que cela est possible; puis, à la rentrée au quartier, on bouchonne les parties mouillées, on sèche les paturons en les essuyant doucement, mais complètement.

Soins à donner aux pieds. — Les pieds du cheval sont nettoyés et curés avant et après le travail, ainsi qu'à chaque pansage. Le cavalier s'assure qu'il n'y a pas de corps étrangers dans le pied, que les fers ne sont ni cassés, ni ébranlés, ni usés, qu'il ne manque pas de clous, que les rivets ne dépassent pas la paroi.

Tout cheval qui a les sabots en mauvais état, les fourchettes échauffées, etc., doit être signalé.

Soins périodiques.

Entretien des crins, de la crinière et de la queue. — La crinière peut être coupée ras sur la partie de la nuque qui correspond au passage de la têtière. Elle ne doit jamais être taillée court sur tout le bord supérieur de l'encolure.

Les crinières trop épaisses doivent être allégées; celles trop longues doivent être raccourcies : pour ce faire, on doit arracher les crins les plus longs et ne jamais les couper.

La queue, sauf dans les régiments montés en chevaux barbes, est coupée de manière que, tendue verticalement, elle arrive à quatre travers de doigt au-dessus de la pointe du jarret. Elle doit être dégagée près de la croupe.

Les crins des membres doivent être faits périodiquement aux ciseaux. Ceux des paturons ne doivent jamais être coupés ras. On ne doit pas faire pendant la période d'hiver (1er octobre-1er avril) la toilette des paturons des chevaux sujets aux crevasses.

Pour faire la toilette des oreilles, on ferme celles-ci de façon à ce que leurs deux bords soient à la même hauteur et on coupe tous les poils qui dépassent.

On doit brûler en hiver, à l'aide d'un brûloir ou d'un long bottillon de paille non serrée les longs poils qui se trouvent dans l'auge, à la partie inférieure de l'encolure et du poitrail, sous le ventre, à la face interne des avant-bras, des jambes et des cuisses et aux extrémités des membres. On fait tomber au fur et à mesure, au moyen de la brosse en chiendent, les poils brûlés. Cette opération assez délicate pour éviter les brûlures doit être faite par un gradé.

La TONTE. — La tonte est une mesure exceptionnelle pour le cheval de troupe et doit être autorisée par le chef de corps.

L'expérience a prouvé que cette opération se fait sans danger et offre dans bien des cas des avantages sérieux; mais elle doit être pratiquée avec certaines précautions.

L'époque à choisir est la fin de l'automne, lorsque les chevaux ont déjà pris complètement leur poil d'hiver, mais avant l'apparition des premiers froids. La peau n'étant pas encore habituée à l'épaisse fourrure qu'on lui enlève tout à coup, est moins sensible d'abord et s'accoutume peu à peu à l'impression des froids de l'hiver.

Pendant le tondage, les chevaux devront être placés dans un local à l'abri des vents et des courants d'air; les moyens de contrainte sont généralement inutiles.

Les chevaux sont généralement tondus à l'infirmerie sous la surveillance du vétérinaire chef de service. On ne tond ni l'emplacement de la selle ni les membres.

Après la tonte, les chevaux sont couverts et placés dans une partie de l'écurie à l'abri des courants d'air.

Bains. — Dans les localités où les bains de mer ou d'eau douce peuvent être donnés aux chevaux, le colonel, après avoir pris l'avis du vétérinaire chef de service, les ordonne dès que la saison et la température le permettent.

Les bains sont très salutaires aux chevaux, particulièrement à ceux dont les membres sont fatigués. De plus, ils nettoient mieux la peau que le meilleur pansage rafraîchissent les animaux, augmentent leur appétit et leur procurent un grand bien-être.

Dans les garnisons où existe une rivière profonde, d'un abord facile, ayant un bon fond de sable, il y a toujours avantage à en profiter pour faire baigner les chevaux deux ou trois fois par semaine pendant la saison chaude.

Quelques précautions sont à observer :

On ne doit pas conduire les chevaux au bain après le repas; dans l'armée, on y consacre le temps qui aurait été employé au pansage du soir, dont le bain tient lieu.

Il faut s'y rendre au pas pour éviter d'échauffer les chevaux, les laisser dans l'eau pendant quelques minutes (environ 10) et les ramener à l'écurie également au pas à cause de la poussière.

Si pendant le bain un cheval s'avance dans un endroit profond et se met à la nage, le cavalier doit lâcher les rênes et saisir la crinière : l'animal, abandonné à son instinct, s'en tirera mieux que guidé par un cavalier que la peur peut dominer.

Dans quelques corps, on a l'habitude de graisser les sabots des chevaux avant de les conduire à l'eau. C'est une pratique qui, sans être indispensable, présente quelques avantages.

Les bains de mer sont aussi très salutaires, mais l'eau salée n'a pas le pouvoir dissolvant de l'eau douce et nettoie moins bien. Il va sans dire qu'au retour de ces bains les chevaux doivent être conduits à l'abreuvoir.

Les bains ont l'inconvénient de dessécher la corne des sabots et de compromettre la solidité de la ferrure, dont les clous sont souvent ébranlés par les alternatives de sécheresse et d'humidité de la corne.

Chute du poil. — Dès l'apparition des premières chaleurs, les chevaux perdent leur poil d'hiver; cette mue s'accompagne quelquefois, surtout chez les jeunes chevaux, d'une sorte de nonchalance générale de l'animal, qui devient mou au travail, se fatigue vite et est exposé à se couronner. Pendant cette période, qui peut durer une quinzaine de jours, il est prudent de surveiller et de ménager dans la mesure du possible les chevaux qui paraissent le plus éprouvés.

CHAPITRE XXIX.

ALIMENTATION.

ALIMENTS. — SUBSTITUTIONS. — REPAS. — BOISSONS. RÉGIME VERT.

En faisant connaître les fonctions de la digestion et de la nutrition, on a établi ce qu'il faut entendre par alimentation et quel est le but à atteindre. En France, comme dans la plus grande partie de l'Europe, le cheval est nourri avec du *foin*, de la *paille* et de l'*avoine*. En Algérie, l'avoine est remplacée par l'orge. L'expérience a démontré que ces aliments sont ceux qui conviennent le mieux à cet animal, et que ce sont, en outre, ceux que l'on produit en plus grande abondance et au prix le moins élevé dans tous les pays où l'on en fait usage.

Il est important de connaître, au point de vue de l'hygiène, les qualités de ces aliments d'où dépend la valeur nutritive; les quantités de chacun d'eux qu'il est nécessaire de donner au cheval pour qu'il soit suffisamment nourri, et les indications d'après lesquelles on peut les remplacer par d'autres substances, lorsque, par une circonstance quelconque, ils viennent à manquer.

Du foin. — Le foin est l'herbe des prairies naturelles coupée à l'époque de sa floraison, puis séchée pour sa conservation. Le produit des prairies artificielles, récolté dans les mêmes conditions, est également du foin; mais, dans la pratique, on a l'habitude de le désigner par le nom de la plante qui le constitue (luzerne, sainfoin, trèfle, etc.); quand on parle simplement du foin, on entend celui des prés.

L'herbe des prés est la nourriture naturelle du cheval; le foin qui en provient constitue un aliment complet, c'est-à-dire qu'à lui seul il peut entretenir la vie, en fournissant tous les matériaux dont le corps a besoin pour réparer ses pertes journalières; il doit cette propriété à la grande variété de plantes dont il est composé.

Le foin des prairies artificielles ne jouit pas des mêmes avantages, parce qu'il n'est constitué que par une seule plante et que tous les éléments réparateurs ne sont pas contenus en proportion voulue dans la même plante quelle qu'elle soit, et ne peut, par conséquent, servir seule de nourriture pendant longtemps. Il faut l'associer au foin des prés et à l'avoine, qui possèdent ce qui lui manque, et alors ce mélange forme une bonne alimentation parce qu'il a acquis des qualités nutritives particulières. C'est ainsi qu'on fait consommer dans l'armée le foin des prairies artificielles.

Le bon foin des prés présente les caractères suivants : tiges moyennement longues, fines, flexibles, garnies de leurs feuilles et de leurs sommités fleuries, couleur vert pâle, odeur légèrement aromatique, saveur douce; il provient de prairies relativement sèches.

Le foin long, composé de plantes grossières à tiges anguleuses et à feuilles coupantes, est très médiocre; il a été récolté dans les prés marécageux et ne convient pas au cheval.

Les foins pâles, sans odeur et cassants, ceux qui ont une couleur roussâtre ou noirâtre, ceux qui répandent une odeur de moisi, ceux qui ont une saveur âcre ou piquante et ceux qui laissent échapper de la poussière quand on les secoue, sont des foins mauvais, altérés, mal récoltés ou mal conservés et trop vieux.

Le foin nouveau est plus nutritif que celui de la récolte précédente et plus appété par les animaux; lorsqu'il est récemment récolté et qu'il n'a pas encore, comme on le dit vulgairement, jeté son feu, il peut être dangereux pour les chevaux qui en feraient une consommation exclusive, et, dans ce cas, on ne doit l'employer qu'avec précaution. Mais dans l'armée, où cette denrée n'entre que pour une partie dans l'alimentation ordinaire, le foin nouveau, sortant des prairies, peut être donné sans inconvénient; cela résulte d'expériences faites sur une grande échelle.

Le foin conserve ses qualités nutritives pendant une année; après, il les perd de plus en plus en vieillissant. Sa limite de conservation réglementaire est de 2 ans et demi (à partir de juin).

Le foin peut être livré en *bottes* manutentionnées qu'il faut examiner soigneusement *avant* leur sortie des magasins. Il peut être également livré en *balles* comprimées et réduites à un volume quatre fois moindre; son examen, beaucoup plus difficile, peut alors être continué au moment de la distribution de la ration et les balles défectueuses doivent être rendues immédiatement. La ration de foin du cheval de troupe est minime : elle doit rester parfaitement bonne.

III. **Foin des prairies artificielles.** — Le foin des prairies artificielles est un bon aliment, parfumé, riche en principes nutritifs, mais de conservation très difficile. C'est pour cette dernière raison que les règlements militaires (Instruction du 25 juillet 1912) limitent justement la consommation de ces foins et comme quantité (moitié pour la luzerne; un tiers pour le sainfoin) et comme durée (substitution interdite d'avril à août).

La bonne luzerne a une couleur très prononcée, ses tiges sont pourvues de leurs feuilles et de leurs fleurs; son odeur est douce et agréable; elle ne doit dégager aucune odeur pendant la manutention. *Toute luzerne poussiéreuse est moisie.* La première et la seconde coupe sont seules acceptables; les autres n'ont plus de sommités fleuries.

La consommation de luzerne altérée s'accompagne souvent d'affections graves, surtout dans les agglomérations de jeunes chevaux.

Le *sainfoin* s'altère encore plus facilement que la luzerne, il perd ses feuilles avec une extrême facilité et alors se trouve réduit à ses tiges volumineuses et fistuleuses surmontées de quelques rudiments de fleurs et de fruits. Le *foin de trèfle* ne doit jamais être accepté.

La semence intentionnelle d'un mélange de graminées et de luzerne fournit un *foin luzerné*. Il peut être accepté comme foin normal si la proportion de la luzerne n'excède pas 1/5.

Le foin de vieilles luzernières envahies par des plantes parasites ne doit pas être considéré comme foin luzerné. La surveillance des altérations du foin luzerné doit être plus attentive que celle relative au foin des prairies naturelles.

III. **Pailles.** — La paille entre dans la ration du cheval partie comme alimentation, partie comme litière; mais, avant de servir à ce dernier usage, elle passe toute par le râtelier. La paille admise par les règlements est celle de froment. Pour cause de rareté, on la remplace quelquefois par celle d'avoine, d'orge ou de seigle. Ces différentes pailles n'ont pas la même valeur nutritive; celles d'avoine tiennent le premier rang; viennent ensuite celles de froment, d'orge et de seigle. Comme litière la paille de seigle est la meilleure : c'est celle qui résiste le mieux; puis celle de blé, d'orge et d'avoine.

La paille de froment de bonne qualité doit être fine, d'une couleur jaune pâle; ses tiges sont pourvues de leurs feuilles et de leurs épis; son odeur est faible, point désagréable et sa saveur douceâtre; si elle contient des herbes qui croissent naturellement dans les moissons, elle est dite fourrageuse. Une trop grande quantité de pavot, coquelicot ou de nielle doit faire rejeter cette paille.

Les pailles terreuses provenant de blés versés, celles qui présentent des taches de rouille, de charbon ou de moisissure, enfin celles dont la couleur est plus ou moins foncée par leur exposition à l'humidité, sont mauvaises et peuvent être dangereuses pour la santé des chevaux. Les pailles comprimées peuvent être altérées dans leur totalité; la couleur jaune d'or de ces pailles et les moisissures concentrées autour des nœuds doivent appeler l'attention et faire rejeter cette denrée.

IV. **Avoine.** — L'avoine est l'aliment le plus important et le plus indispensable pour le cheval; dans notre climat aucun autre ne peut le remplacer avec avantage. Elle présente de nombreuses variétés, blanches, grises, noires, rousses, jaunes, également bonnes quand elles réunissent les conditions suivantes :

Etre lourdes et glisser facilement dans la main, exemptes de poussières et de graines étrangères; n'avoir aucune mauvaise odeur ni aucun goût désagréable, et peser de 46 à 50 kilogrammes l'hectolitre.

L'avoine est de médiocre qualité quand les grains sont légers, ridés, peu coulants à la main.

Elle est nuisible quand elle est germée ou humide, mélangée de terre, de sable ou de mauvaises graines en excès, et surtout lorsqu'elle sent le moisi et qu'elle a un goût âcre.

On consomme parfois en France de l'avoine d'Algérie rousse, piquante et dure à la dent, et de l'avoine blanche dite de Ligowo, à gros grains munis d'une arête comme les avoines exotiques. Les avoines exotiques doivent toujours être refusées.

V. Orge. — En Algérie, l'avoine est remplacée par l'orge, qui convient à l'entretien des forces et de la vigueur du cheval barbe.

L'orge de bonne qualité a une couleur jaune paille, son grain est renflé, lourd et sec, et son poids à l'hectolitre ne doit pas être inférieur à 60 kilogrammes.

Les altérations de l'orge sont les mêmes que celles de l'avoine; mais plus souvent elle est piquée par des insectes qui l'ont privée de sa partie farineuse.

Les chevaux français ne supportent bien l'acclimatement en Algérie que s'ils continuent à percevoir leur ration d'*avoine*. Cela est particulièrement vrai pour les chevaux de l'artillerie montée.

L'orge est parfois distribuée, par ordre, en remplacement d'une partie de l'avoine, aux chevaux de la métropole; il faut alors éviter de la mélanger à l'avoine. Jamais deux aliments de dureté différente ne doivent être mélangés.

VI. Rations. — La quantité de nourriture que chaque cheval doit consommer en vingt-quatre heures est ce qu'on appelle sa ration journalière; elle doit varier selon la catégorie à laquelle il appartient, les pertes que l'alimentation a pour but de réparer étant proportionnelles, d'abord au volume du corps, et ensuite à la dépense de force qui doit être faite pour exécuter le travail demandé. C'est pour ces raisons que la ration n'est pas la même dans toutes les armes et dans toutes les circonstances.

Deux tarifs de rations de fourrages sont en usage (voir circulaire du 25 juillet 1912).

Les quantités de denrées distribuées varient suivant les subdivisions d'arme, les services et les positions (pied de paix, manœuvre, route, guerre, etc.).

La ration varie entre :

2 kilog. 500 et 6 kilog. de foin,
2 kilog. 500 et 4 kilog. de paille,
4 kilog. 500 et 7 kilog. 500 d'avoine.

Economies d'avoine. — Le capitaine commandant a le droit de prélever, pendant les périodes de repos relatif, une petite fraction de la ration d'avoine pour la faire consommer pendant les périodes de travail intensif. Mais ces variations dans le taux de la ration ne doivent pas être excessives; elles sont d'ailleurs strictement limitées par la circulaire du 17 mars 1913 dont voici la partie essentielle :

« Les *économies d'avoine* ne peuvent être réalisées

« qu'en cas de suppression ou de ralentissement consi-
« dérable du travail et pour une période de courte du-
« rée.
« Elles ne dépassent pas 1/10 du taux de la ration jour-
« nalière. »

Lorsqu'elles sont mises en consommation, l'augmentation de la ration d'avoine ne doit pas être supérieure à
1/5 de la ration journalière.

VII. **Substitutions.** — Pour des motifs hygiéniques ou
à cause de la rareté des fourrages entrant dans l'alimentation ordinaire des chevaux de l'armée, il peut arriver
qu'on soit obligé de modifier la composition de la ration
en diminuant la quantité d'une denrée ou même en la
supprimant complètement et en la remplaçant par une
quantité proportionnelle d'une autre; c'est ce qu'on appelle
faire une *substitution*. Cet échange d'une denrée contre
une autre doit se faire sans occasionner d'augmentation
de dépense.

Les substitutions se divisent en :

1° Substitutions ordonnées par raison économique
Ex. : orge substituée en partie à l'avoine quand la récolte
d'avoine est déficitaire. On doit percevoir 1/10 d'orge en
sus;

2° Substitutions autorisées pour les chevaux sains.
Ex. : au retour des manœuvres le capitaine commandant
est invité à substituer 1 kilogramme de foin à 0 kilog. 500
d'avoine;

3° Substitutions réservées exclusivement aux chevaux
malades ou convalescents. Ex. : *son amélioré*; moitié en
sus de l'avoine; farine d'orge 8/10 du poids de l'avoine;
carottes, six fois le poids de l'avoine, consommation limitée à 3 kilogrammes par cheval et par jour; produits
mélassés, lait;

4° Le vert (réservé exclusivement aux jeunes chevaux,
aux malades et aux convalescents);

5° Les substitutions coloniales. Les graines alimentaires
du pays, sont :
Au Soudan, le mil;
Au Tonkin, le paddy (riz non décortiqué);
En Amérique, le maïs;

6° Les denrées de nécessité en cas de disette (circulaire
du 25 juillet 1912).

VIII. **Son et farine d'orge.** — Ces denrées n'entrent pas
d'habitude dans l'alimentation du cheval de troupe; elles
constituent un régime particulier pour les malades, pour
certains chevaux de remonte. Ordinairement on ne les

fait pas consommer sèches, mais plus ou moins mouillées, généralement elles se donnent sous forme de barbotages composés de : un litre de farine d'orge et deux de son délayés dans un seau d'eau.

Le son peut aussi être donné sec, soit seul, soit mélangé aux carottes. Mais il ne doit jamais être mélangé à l'avoine qui peut alors être déglutie sans être mastiquée. Le son doit être frais, sans odeur, sans grumeaux et d'une saveur douce; sa valeur nutritive est faible; aussi, réglementairement, le son distribué aux chevaux de l'armée doit être un mélange de son (1/2), recoupette (1/4) et remoulage (1/4) [son amélioré].

Cette denrée est souvent altérée dans sa composition.

La *farine d'orge* doit provenir d'une orge de bonne qualité; elle doit être récemment moulue, onctueuse à la main, parsemée de paillettes jaune d'or, avoir une coloration blanche, une saveur fraîche et ne contenir aucun grumeau.

IX. **Carottes.** — Les *carottes* sont de différentes variétés : les unes sont dites fourragères (blanches à collet vert), les autres sont réservées aux usages culinaires (carotte rouge). Ce sont des racines sucrées et très appétées par les chevaux qu'elles rafraîchissent. Coupées en tranches au couteau ou au coupe-racines, puis enrobées de son, elles constituent un aliment excellent.

X. **Vert.** — Le vert est un régime alimentaire auquel on soumet temporairement, au printemps, certains chevaux dans le but de rétablir leur état général ou leur santé.

Le vert peut être donné à la prairie ou sous forme de vert complet à l'écurie; ce régime a, dans ce cas, un but exclusivement thérapeutique et n'est appliqué qu'aux chevaux dont l'état de santé en réclame l'usage.

En général pour ne pas entraver le service régimentaire, on se contente de donner le quart de la ration de vert à l'écurie aux chevaux auxquels ce régime est favorable.

Les fourrages verts peuvent être le sainfoin, la luzerne, le trèfle ou tous autres produits de prairies naturelles ou artificielles, selon les ressources du pays.

Toute livraison ayant subi un commencement de dessiccation ou ne remplissant pas les qualités requises est refusée.

L'herbe doit être coupée seulement quelques heures avant la distribution; dès l'arrivée au quartier le matin, elle est mélangée à du foin sec et conservée à l'abri du soleil dans un endroit propre et bien aéré; le vert ainsi mélangé est distribué dans la journée et ne doit jamais, à cause des dangers de fermentation, être conservé pendant plus de vingt-quatre heures.

En raison des déjections abondantes qu'il occasionne

chez les chevaux, les écuries sont bien aérées et tenues avec une rigoureuse propreté.

Pendant la durée du régime, le travail des chevaux est un peu modéré; il y a en outre intérêt à ne pas diminuer la ration normale d'avoine lorsque l'importance des économies réalisées le permet.

La ration de vert, uniforme pour tous les chevaux soumis au régime, se compose de 45 kilogrammes de vert, 2 kilog. 800 de paille et 2 kilog. 500 d'avoine.

XI. **Mashs.** — Les mashs sont donnés aux chevaux fatigués, en mauvais état d'entretien, à appétit capricieux, échauffés par l'avoine ou atteints d'inflammation chronique de l'intestin.

Les mashs sont préparés par les soins du service vétérinaire et varient dans leur composition, selon la nature des cas qui en réclament l'emploi.

En principe, et avec quelques variantes suivant le poids du cheval et le taux de sa ration normale, il entre dans la composition d'un mash :

Paille.	200	grammes.
Foin haché.	200	—
Avoine.	500	—
Son.	160	—
Farine d'orge.	80	—
Sel marin.	10	—
Graine de lin (1).	30	—

Les mashs se préparent généralement de la façon suivante : le foin et la paille hachés, l'avoine, le sel marin et, s'il y a lieu, la graine de lin, étant disposés par couches dans un seau, on les arrose avec environ deux litres d'eau bouillante.

Le son et la farine d'orge sont alors déposés à la surface du mélange pour éviter l'évaporation. Une couverture recouvrant le récipient est maintenue jusqu'à refroidissement de la préparation. Celle-ci est enfin soigneusement brassée avant distribution.

La difficulté de se procurer de l'eau chaude peut obliger à préparer le mash à froid. Il faut, dans ce cas, faire dissoudre d'abord le sel marin dans l'eau, puis brasser immédiatement toutes les substances composantes et les laisser macérer pendant six heures environ. Le mash composé à froid ne comporte pas de graine de lin.

Un mash doit toujours être distribué dans les vingt-quatre heures qui suivent sa préparation.

---

(1) Réservée comme médicament pour quelques chevaux atteints d'inflammation intestinale chronique

XII. Repas. — La digestion n'est pas une fonction continuellement en activité, et l'estomac, qui en est le principal agent, contracte très facilement l'habitude de n'entrer en fonction qu'à des moments déterminés; mais il veut être satisfait à ses heures; de là la nécessité, afin d'épargner aux animaux le tourment de la faim, de leur distribuer la nourriture d'une façon très régulière. Le nombre, l'heure et la composition des repas doivent être nécessairement subordonnés au service et combinés de manière que les chevaux soient suffisamment lestés pour le travail, qu'ils aient le temps de consommer en entier chaque repas et que ceux-ci soient assez nombreux pour ne pas fatiguer les organes digestifs par une trop forte masse de fourrages pris en une seule fois. On sait d'ailleurs qu'une petite quantité d'aliments est digérée plus facilement et plus complètement qu'une grande.

En principe, les chevaux font par jour deux repas principaux et sensiblement équivalents; le premier, le matin, après ou avant le travail, selon la saison ou les circonstances; le deuxième, le soir. L'avoine est donnée à ces deux repas et toujours après l'abreuvage. Les repas principaux doivent être donnés deux heures au moins avant le travail.

Lorsque le travail a lieu dès le matin, et afin de ne pas laisser sortir les chevaux à jeun, on leur donne au réveil un quart de la ration de foin. Cette pratique est excellente en garnison et pendant les routes où, connaissant l'heure du travail ou du départ, on peut laisser aux chevaux le temps de manger ce premier repas.

Il n'en est pas de même en *manœuvres* ou en *campagne*, car l'heure du départ matinal peut alors être imprévue, si bien que le foin prélevé sur le repas du soir pour le repas du matin est, faute de temps, souvent gaspillé et quelquefois même totalement perdu; pour éviter ce gaspillage, la ration de foin doit être complètement consommée au repas du soir.

Cependant, afin de ne pas laisser partir les chevaux à jeun, et étant donné qu'ils sont capables de consommer l'avoine environ trois fois plus vite que le foin, une petite partie de la ration d'avoine (500 grammes environ) peut être réservée pour leur être donnée le matin avant le départ.

Les chevaux délicats, ceux qui mangent peu et boivent lentement sont groupés à part et sont l'objet de soins particuliers pour leur régime alimentaire (repas moins copieux et plus fréquents, seau rempli d'eau, mis en permanence à leur disposition, etc.). On les signale à l'attention du service vétérinaire.

Les rations des chevaux absents de l'écurie au moment des repas sont mises de côté et leur sont données après leur rentrée. Le commandement a le devoir d'y veiller.

Boissons et abreuvage. — L'eau dont on abreuve les chevaux doit être pure, claire et sans odeur; la meilleure est l'eau de rivière coulant sur du gros sable ou des galets.

L'eau de puits est crue, froide en été, pas aérée et le plus souvent, chargée de sels calcaires; on peut en faire usage en ayant la précaution de la tirer quelques heures à l'avance ou de l'agiter fortement avec les mains.

L'eau de citerne, lorsqu'elle est bien conservée, c'est-à-dire lorsqu'elle n'a pas de mauvais goût ni d'odeur désagréable, peut être donnée comme boisson aux chevaux.

Les eaux des étangs, mares, réservoirs, peuvent également servir à abreuver les chevaux, quand elles sont claires et qu'elles ne contiennent pas de matières en fermentation. On doit, lorsqu'on fait usage de ces eaux, se méfier des sangsues qu'elles contiennent quelquefois, surtout dans les pays chauds, notamment en Algérie.

Lorsque les eaux sont troubles, il faut les laisser reposer; si l'on est forcé d'en faire usage tout de suite, il est bon, si c'est possible, d'y ajouter un peu de sel.

Les eaux peuvent être altérées par les résidus de fabriques qui s'écoulent dans les rivières ou par les égouts de la ville; *règle générale*, quand un cours d'eau traverse une ville ou même un village, il faut faire boire les chevaux en amont.

Les chevaux boivent au moins deux fois par jour en toute saison.

On ne doit jamais laisser les chevaux boire d'un seul trait, mais toujours leur couper l'eau.

En été, les auges sont remplies une heure au moins avant l'abreuvage.

Pendant la période des grandes chaleurs les abreuvages doivent être aussi fréquents que possible. En garnison les chevaux sont abreuvés, non seulement avant les deux repas principaux, mais aussi chaque fois qu'ils sortent de l'écurie pour le pansage ou le travail, et en rentrant du travail.

En route, en manœuvre ou en campagne, ils sont abreuvés chaque fois qu'on en a l'occasion et cette occasion devra être surtout recherchée lorsque la chaleur et la poussière sont particulièrement pénibles à supporter.

La quantité d'eau indispensable à un cheval, lorsqu'il est nécessaire de le rationner, varie selon l'arme et la saison: elle est en moyenne, pour vingt-quatre heures, de 20 litres pour les chevaux de cavalerie de réserve et les gros chevaux de trait; 18 litres pour les chevaux de dragons; 16 litres pour les chevaux français de cavalerie légère et 14 litres pour les chevaux arabes.

En Algérie, presque toutes les colonnes qui s'éloignent un peu des centres d'approvisionnements sont obligées de compléter la nourriture de leurs chevaux par des aliments qui croissent naturellement sur les lieux, car elles ne peuvent emporter avec elles que de l'orge, et la simple ration de ce grain est insuffisante. Au printemps on trouve de l'herbe à peu près partout; pendant les autres saisons on donne le *driss*, qui croît dans les montagnes du Tell; c'est une plante dure à feuilles coupantes que les chevaux et surtout les mulets mangent assez bien.

Dans les plaines du sud et sur les hauts plateaux on trouve en abondance :

L'alfa, qui couvre d'immenses étendues; n'est d'ordinaire qu'une plante très dure que les chevaux mangent néanmoins; cependant les tiges récemment poussées et dont l'épi est près de sortir sont tendres et constituent un fourrage recherché par les animaux; les Arabes disent qu'en cet état *l'alfa vaut de l'orge;*

Le *thym* (nom donné par les soldats à une espèce d'*armoise*, le *chich* des Arabes), que les chevaux mangent volontiers, mais dont l'usage prolongé irrite les organes urinaires;

Le *drinn*, herbe qui croît dans les sables mouvants; on le donne avec ses longues racines qui ressemblent à celles du chiendent; il nourrit bien le cheval; il faut préalablement le battre avec une baguette pour le débarrasser du sable qui y adhère.

Dans les bas-fonds, près des lacs ou des *rdirs* (flaques d'eau pluviales), on trouve le *seunra*, herbe qui ressemble à l'alfa et croît comme lui en touffes, mais que les chevaux mangent moins bien et qui n'a pas les mêmes qualités alimentaires; le *ghtaf*, petit arbrisseau dont les chevaux mangent les feuilles et les jeunes rameaux; c'est une plante salée; elle excite la sécrétion urinaire.

Telles sont les plantes qu'en Algérie les chevaux consomment le plus souvent pendant les expéditions; les cavaliers ne tardent pas à les connaître quand ils passent dans les lieux où elles croissent.

Denrées de nécessité.

Les indications qui suivent doivent être considérées comme de simples données, sans considération d'équivalence nutritive, dont les parties prenantes pourront faire état pour entretenir leurs chevaux pendant quelques jours lorsque toutes les autres ressources feront défaut.

A. — *Graines.*

Blé. — Grain réparateur, très riche en matériaux nutritifs.

Ration. — 3 kilogrammes s'il est donné seul; si on a de l'avoine, 1 kgr. 500 d'avoine et 1 kgr. 500 de blé.

Préparation. — Le mélanger autant que possible avec de la paille hachée ou toute autre préparation analogue. A défaut, le distribuer après macération.

Inconvénients. — Accidents congestifs (fourbures et coliques), s'il est distribué à forte ration et pendant longtemps.

Maïs. — Aliment complet, peut remplacer en partie l'avoine.

Ration. — Même taux que l'avoine.

Préparation. — En nature ou mieux grossièrement concassé.

Inconvénients. — Néant.

Sarrazin. — Grain indigeste en raison de la dureté de son écorce qui rend la mastication incomplète.

Ration. — 3 kilogrammes.

Préparation. — Macéré.

Inconvénients. — Son usage prolongé détermine des démangeaisons.

Seigle. — Grain dont la composition chimique se rapproche beaucoup de celle de l'avoine; moins bien digéré que celle-ci dans son état naturel, en raison de sa dureté.

Ration. — 3 kilogrammes.

Préparation. — Cuit de préférence.

Inconvénients. — Doit être consommé dans les vingt-quatre heures en raison de sa fermentation rapide.

Féveroles, fèves. — Aliments très riches en principes azotés; plus reconstituants que l'avoine.

Ration. — Moitié de la ration d'avoine.

Préparation. — Les féveroles peuvent être distribuées entières; les fèves doivent être grossièrement concassées.

Inconvénients. — Aucun quand la consommation n'est pas prolongée.

B. — *Son, Farines, Pains.*

SON. — Le son de tous les grains peut être employé.
Ration. — 9 kilogrammes.
Préparation. — En barbotages clairs ou sous forme de son frisé.
Inconvénients. — Néant si on porte à quatre le nombre des repas.

FARINES. — Toutes les farines peuvent être mises en consommation.
Ration. — Farine de blé : 4 kilogrammes; d'orge ou de maïs : 5 kilogrammes.
Préparation. — En barbotages épais.
Inconvénients. — Aucun.

PAINS. — Les chevaux peuvent être alimentés avec les pains de blé, de seigle, de gruau, de guerre.
Ration. — 6 à 7 kilogrammes.
Préparation. — Découpés en morceaux assez petits.
Inconvénients. — Aucun.

C. — *Racines et tubercules.*

Toutes les racines et tubercules peuvent servir à l'alimentation des chevaux (carottes, panais, choux, raves, betteraves, pommes de terre, topinambours, etc.).
Ration. — 30 kilogrammes.
Préparation. — Découpées en petits morceaux.
Inconvénients. — Aucun.

D. — *Tourteaux.*

Ces résidus industriels peuvent être utilisés, particulièrement les tourteaux de lin, de noix, de colza.
Ration. — 3 kilogrammes.
Préparation. — Concassés.
Inconvénients. — Nuls si les tourteaux ne sont pas altérés. Il est préférable de les mélanger avec d'autres denrées dans la proportion du tiers ou de la moitié.

E. — *Fourrages.*

FOIN. — Pour permettre aux chevaux de vivre pendant quelques jours de disette, il est nécessaire de leur distribuer de 12 à 15 kilogrammes de foin par jour.

PAILLE. — Donnée seule, la ration journalière doit être de 25 kilogrammes.

FOURRAGES VERTS. — Prairies naturelles ou artificielles.

Ration. — 40 à 50 kilogrammes.

Un hectare suffit pour la journée de 180 chevaux.

FEUILLES, ALGUES, ÉCORCES D'ARBRES, TOITURE DE CHAUME. — Les feuilles de vigne, de chêne, de hêtre, d'acacia, de noisetier, d'orme, de peuplier, de saule, les algues lavées dans l'eau douce, toutes les écorces d'arbres et les toitures de chaume peuvent être, sans inconvénient, distribuées à discrétion.

F. — *Eau.*

La ration d'eau doit être augmentée à mesure que les aliments deviennent moins nutritifs et plus indigestes.

L'eau soutient le cheval et le met en état de résister à une abstinence relative.

En cas de disette, la quantité journalière d'eau peut être réduite à 15 litres, distribuée en une seule fois.

TARIF

DÉSIGNATION DES RATIONS.	EN GARNISON.			EN GUERRE, routes, manœuvres, camps d'instruction.	
	F.	P.	A.	F.	A.
INTÉRIEUR.					
Ration I.	3.5	4.	5.25	4.5	5.75
Ration II............	2.5	3.5	5.	3.5	5.50
Ration III...........	2.5	3.5	4.50	3.5	5.
Ration IV (mulets)....	2.5	3.5	4.	3.5	5.
ALGÉRIE, TUNISIE, MAROC.			orge.		orge.
Ration V.	2.5	3.5	4.	3.5	4.5

OBSERVATIONS.

INTÉRIEUR.

—

CHEVAUX DANS LES ÉTABLISSEMENTS DE REMONTE. (Dépôts et annexes.)

	F.	P.	A.
Cuirassiers, batteries d'artillerie des divisions de cavalerie et chevaux de carrière.	4.5	4.	4.15
Dragons, artillerie, chevaux de manège, officiers d'État-Major	4.	4.	3.65
Cavalerie légère..... { Intérieur	3.5	4.	3.13
Cavalerie légère..... { Algérie, Tunisie	3.	4.	3.13

En chemin de fer. — La ration pour tous les chevaux et mulets, en temps de paix comme en temps de guerre, est composée de 5 kilogrammes de foin et 2 kilogrammes d'avoine (orge en Algérie, Tunisie et Maroc). Cette disposition ne s'applique qu'au cas où la durée du transport en chemin de fer est d'au moins vingt-quatre heures.

En mer. — La ration, uniforme pour tous les chevaux et mulets, est composée de 3 kilogrammes de foin et de 2 kilogrammes d'avoine (intérieur) ou d'orge (Algérie, Tunisie, Maroc), 1 kilogramme 500 de farine d'orge, 500 grammes de son et 15 litres d'eau. Cette quantité d'eau est portée à 20 litres quand les chaleurs sont trop fortes et à 30 litres au cours des traversées dans les mers tropicales.

Chevaux de race arabe ou corse stationnés en Corse. La ration de grain est fixée uniformément à 4 kilogrammes dans toutes les positions.

ALGÉRIE, TUNISIE, MAROC.

a) Les chevaux de race française perçoivent les rations prévues pour l'intérieur.

b) Il est alloué, dans toutes les positions, un supplément de 250 grammes d'orge ou d'avoine par cheval et par jour à tous les chevaux de race arabe dont la taille, au moment de leur « immatriculation », dépasse 1 m. 55. Même allocation pourra être faite, le cas échéant, aux chevaux qui, après l'immatriculation, arriveraient à dépasser cette taille. Dans ce cas, la taille, dûment rectifiée par un vétérinaire militaire, devra être inscrite à l'encre rouge dans la case réservée à cet effet à la première page du livret matricule du cheval.

c) Les étalons perçoivent un supplément de 1 kilogramme d'avoine par jour.

DÉSIGNATION DES

Ration I.....
- Cuirassiers, y compris les équipages régimentaires.
- Artillerie attachée aux divisions de cavalerie.
- Artillerie de campagne, lourde et de montagne, artillerie coloniale.
- Génie (compagnie des sapeurs conducteurs).
- Chevaux de trait des sapeurs aérostiers.
- Train des équipages, transports auxiliaires.
- Ecoles (chevaux de carrière).
- Breaks (artillerie, génie, remontes, intendance).
- Officiers employés dans le service d'État-Major en manœuvre et en guerre.

Ration II.....
- Dragons, y compris les équipages régimentaires.
- Gendarmerie et garde républicaine.
- Infanterie métropolitaine et coloniale (chevaux de trait et de bât).
- Ecoles (chevaux des écuyers et de manège).

Ration III....
- Chasseurs, hussards, y compris les équipages régimentaires.
- Mulets de toutes tailles en service dans les batteries montées d'artillerie coloniale.

Ration IV....
- Mulets de toutes provenances (intérieur) autres que ceux en service dans les batteries montées d'artillerie coloniale.

Ration V.....
(Algérie, Tunisie, Maroc.)
- Chevaux de toutes armes et de tous services (excepté les chevaux de race française).
- Mulets de toutes provenances.

PARTIES PRENANTES.

Les catégories d'officiers énumérés ci-dessous perçoivent pour leurs chevaux la ration de l'arme d'origine de ces chevaux. Lorsque ces derniers proviennent du commerce, leur classement est déterminé par la commission de remonte qui en a effectué l'achat; ils ne pourront être classés que dans l'artillerie, la cavalerie de ligne ou la cavalerie légère, à l'exclusion des cuirassiers : mention de ce classement est faite sur le livret matricule du cheval :

Officiers généraux, colonels commandant une brigade par intérim ;

Officiers employés dans le service d'État-Major (en garnison) ;

Officiers brevetés employés dans les services autres que l'État-Major ;

Stagiaires d'État-Major ;

État-Major particulier de l'artillerie métropolitaine et coloniale.

Officiers de l'État-Major particulier et des régiments du génie ;

Officiers détachés à l'administration centrale ;

Officiers instructeurs, professeurs et officiers du cadre des écoles ;

Officiers de tous grades de l'infanterie métropolitaine et coloniale ;

Officiers des régiments d'artillerie à pied ;

Officiers et vétérinaires des établissements de remonte ;

Fonctionnaires de l'intendance de tous grades :

Officiers de tous grades du service de santé (en dehors des corps de troupe et des écoles) ;

Vétérinaires de tous grades (en dehors des corps de troupe et des écoles) ;

Officiers d'administration de tous grades et de tous services ;

Fonctionnaires et agents du Trésor, des postes et de la télégraphie militaires ;

Aumôniers.

DÉSIGNATION DES RATIONS.	EN GARNISON.			EN GUERRE, routes, manœuvres, camps d'instruction.		
	F.	P.	A.	F.	A. minima.	A. normale.
INTÉRIEUR.						
Ration exceptionnelle............	5.	3.	7.	6.	7.	7.5
Ration I	4.	3.	5.9	4.	5.9	6.65
Ration II.........	3.85	2.8	5.6	3.85	5.75	6.45
Ration III.........	3.5	2.7	5.2	3.5	5.5	6.15
Ration IV.........	3.	2.5	4.7	3.	5.	5.35
Ration V (mulets).	3.	2.5	4.5	3.4	4.9	5.5
ALGÉRIE, TUNISIE, MAROC.						
			orge.			orge.
Ration VI.........	3.	2.5	4.	3.	4.5	4.5

OBSERVATIONS

INTÉRIEUR.

CHEVAUX DANS LES ÉTABLISSEMENTS DE REMONTE. (Dépôts et annexes.)

	F.	P.	A.
Cuirassiers, batteries d'artillerie des divisions de cavalerie	4.5	4.	4.15
Dragons, artillerie, chevaux de manège, officiers d'État-Major	4.	4.	3.65
Cavalerie légère ..... { Intérieur	3.5	4.	3.15
Cavalerie légère ..... { Algérie, Tunisie	3.	4.	3.15

En guerre. — Le taux de la ration normale d'avoine sera perçu sur un ordre du commandement partout où les ressources locales permettront de se procurer sur place les quantités nécessaires ; chaque fois qu'on sera obligé de faire vivre les chevaux exclusivement sur l'avoine des trains et convois, la ration minima sera seule perçue.

En chemin de fer. — La ration pour tous les chevaux et mulets, en temps de paix comme en temps de guerre, est composée de 5 kilogrammes de foin et 2 kilogrammes d'avoine (orge en Algérie, Tunisie, Maroc). Cette disposition ne s'applique qu'au cas où la durée du transport en chemin de fer est d'au moins vingt-quatre heures.

En mer. — La ration uniforme pour tous les chevaux et mulets est composée de 3 kilogrammes de foin et 2 kilogrammes d'avoine (intérieur) ou d'orge (Algérie, Tunisie, Maroc), 1 kilogramme 500 de farine d'orge, 500 grammes de son et 15 litres d'eau. Cette quantité d'eau est portée à 20 litres quand les chaleurs sont très fortes et à 30 litres au cours des traversées dans les mers tropicales.

Chevaux de race arabe ou corse stationnés en Corse. La ration de grain est fixée uniformément à 4 kilogrammes dans toutes les positions.

ALGÉRIE, TUNISIE, MAROC.

a) Les chevaux de race française perçoivent les rations prévues pour l'intérieur.

b) Il est alloué, dans toutes les positions, un supplément de 250 grammes d'orge ou d'avoine par cheval et par jour à tous les chevaux de race arabe dont la taille, au moment de leur « immatriculation », dépasse 1 m. 55. Même allocation pourra être faite, le cas échéant, aux chevaux qui, après l'immatriculation, arriveraient à dépasser cette taille. Dans ce cas, la taille, dûment rectifiée par un vétérinaire militaire, devra être inscrite à l'encre rouge dans la case réservée à cet effet à la première page du livret matricule du cheval.

c) Les étalons perçoivent un supplément de 1 kilogramme d'avoine par jour.

DÉSIGNATION DES

Ration exceptionnelle... { Artillerie lourde (chevaux de gros trait).

Ration I...... {
Cuirassiers, y compris les équipages régimentaires.

Artillerie détachée aux divisions de cavalerie.

Artillerie lourde (chevaux autres que ceux de gros trait).

Génie (chevaux de trait des sapeurs aérostiers).

Écoles, chevaux de carrière.

Officiers employés dans le service d'État-Major (en manœuvre et en campagne)

Ration II...... {
Artillerie de campagne et de montagne, artillerie coloniale.

Génie (compagnie des sapeurs conducteurs).

Train des équipages (transports auxiliaires).

Breaks (artillerie, génie, remontes, intendance).

Ration III.... {
Dragons, y compris les équipages régimentaires.

Infanterie métropolitaine et coloniale (chevaux de trait et de bât).

Écoles (chevaux des écuyers et de manège).

Ration IV.... {
Chasseurs, hussards y compris les équipages régimentaires.

Gendarmerie, garde républicaine, mulets de toutes tailles en service dans les batteries montées d'artillerie coloniale.

Ration V...... {
Mulets de toutes provenances (intérieur) autres que ceux en service dans les batteries montées d'artillerie coloniale.

Ration VI....
Algérie, Tunisie. (Maroc.) {
Chevaux de toutes armes et services (excepté les chevaux de race française).

Mulets de toutes provenances.

PARTIES PRENANTES.

Les catégories d'officiers énumérés ci-dessous perçoivent pour leurs chevaux la ration de l'arme d'origine de ces chevaux. Lorsque ces derniers proviennent du commerce, leur classement est déterminé par la commission de remonte qui en a effectué l'achat ; ils ne pourront être classés que dans l'artillerie, la cavalerie de ligne ou la cavalerie légère à l'exclusion des cuirassiers : mention de ce classement est faite sur le livret matricule du cheval :

Officiers généraux, Colonels commandant une brigade par intérim ;

Officiers employés dans les services d'État-Major (en garnison) ;

Officiers brevetés employés dans les services autres que l'État-Major ;

Stagiaires d'État-Major ;

État-Major particulier de l'artillerie métropolitaine et coloniale ;

Officiers de l'État-Major particulier et des régiments du génie ;

Officiers détachés à l'administration centrale ;

Officiers instructeurs, professeurs et officiers du cadre des écoles ;

Officiers de tous grades de l'infanterie métropolitaine et coloniale ;

Officiers des régiments d'artillerie à pied ;

Officiers et vétérinaires des établissements de remonte ;

Fonctionnaires de l'intendance de tous grades ;

Officiers de tous grades du service de santé (en dehors des corps de troupes et des écoles) ;

Officiers d'administration de tous grades et de tous services ;

Fonctionnaires et agents du Trésor, des postes et de la télégraphie militaires ;

Aumôniers.

CHAPITRE XXX.

AJUSTAGE ET ENTRETIEN DU HARNACHEMENT.

Des blessures, quelquefois graves et susceptibles d'entraîner une longue indisponibilité, peuvent être causées aux chevaux par les pièces de harnachement.

Les gradés et les cavaliers doivent donc connaître exactement les différentes opérations à effectuer pour ajuster chacune des pièces du harnachement et les entretenir en bon état.

BRIDE ET LICOL DE PARADE.

AJUSTAGE. — On ajuste une bride en réglant la longueur des deux montants au moyen des boucles dont ils sont munis. Cette longueur doit être telle que les canons du mors soient à un ou deux travers de doigt au-dessus des coins (juments) ou des crochets (chevaux).

Le mors lui-même ne doit être ni trop étroit, pour que les branches supérieures ne viennent pas comprimer et écorcher les joues, ni trop large, afin de ne pas ballotter dans la bouche du cheval.

La gourmette, mise sur son plat et accrochée, doit être suffisamment longue pour qu'en tendant les rênes de bride, le mors fasse un angle de 45 degrés avec le montant de bride. Lorsque la gourmette n'est pas mise sur son plat ou lorsqu'elle est trop serrée, elle a une action douloureuse et peut blesser le cheval.

Pour ajuster le licol de parade, il faut d'abord allonger plus ou moins les montants au moyen de la boucle du montant de gauche, afin que la muserolle ne frotte pas sur les saillies osseuses des joues: puis, régler la longueur de la sous-gorge de manière que le cheval, tout en conservant la liberté de la respiration, ne puisse ni se débrider, ni se délicoter.

ENTRETIEN. — Chaque fois qu'une bride a servi, on nettoie les cuirs et les aciers.

Les cuirs sont, suivant le cas, simplement nettoyés avec une éponge humide ou bien savonnés et lavés. Dans aucun cas on ne les laisse séjourner dans l'eau.

On conserve aux cuirs leur souplesse en les graissant légèrement avec un mélange d'huile de pied de bœuf et suif de mouton par parties égales. On fait pénétrer la graisse dans le cuir en frottant avec un linge sec.

Les aciers (mors de bride et filet) sont lavés et tenus au

clair. On ne les graisse que s'ils doivent rester un certain temps sans servir.

BRIDON D'ABREUVOIR ET LICOL D'ÉCURIE.

AJUSTAGE. — L'ajustage du bridon d'abreuvoir se fait au moyen de la boucle au-dessus de la tête. Il faut donner aux montants du bridon une longueur telle que le mors de filet soit à hauteur des commissures des lèvres sans les plisser.

Pour ajuster le licol d'écurie, on boucle plus ou moins serré le dessus de tête, suivant les dimensions de la tête du cheval, de manière à empêcher celui-ci de se délicoter. Il faut veiller toutefois à ne pas gêner la respiration.

ENTRETIEN. — Le cuir hongroyé du bridon et du licol d'écurie est lavé et graissé comme il est dit pour le cuir de la bride.

Le bridon et le licol ne doivent jamais traîner à terre ou dans la poussière.

COUVERTURE.

La couverture est destinée à amortir la pression et à adoucir les frottements de la selle sur le dos du cheval. Elle est entretenue avec soin afin de rester souple et moelleuse.

Après avoir dessellé, on fait sécher, en évitant de l'exposer au soleil, la face qui était au contact du cheval et qui est toujours plus ou moins humide. La couverture est ensuite battue, puis brossée avec une brosse en crin (l'usage de la brosse en chiendent détériore la couverture et est interdit).

Tous les ans la couverture doit être foulonnée.

Avant de seller, on secoue la couverture et on la plie soigneusement en quatre. La présence de corps étrangers (boue séchée, petits cailloux), ou de faux plis dans la couverture, est une cause de blessures, qu'un peu d'attention permet d'éviter.

SELLE.

De toutes les parties du harnachement, la selle est la plus délicate à ajuster. Comme les erreurs d'ajustage entraînent inévitablement des blessures pour le cheval, cette opération doit être faite avec le plus grand soin.

AJUSTAGE DE LA SELLE. — 1° Passer d'abord au gabarit

l'arçon dépourvu de sa matelassure, pour s'assurer de la symétrie parfaite des deux bandes et de leur régularité;

2° Placer l'arçon sur le dos du cheval et vérifier :

a) Si les bandes reposent bien à plat sur la partie la plus forte de la ligne du dos, avec un léger relèvement des extrémités. Il y a lieu, dans cette opération, de tenir compte de l'épaisseur de la matelassure et de celle de la couverture, qui viendront s'interposer entre le dos du cheval et les bandes d'arçon;

b) Si le siège a une position sensiblement horizontale.

Si ces deux conditions ne sont pas parfaitement remplies, on remédie aux différents défauts constatés par l'apposition, sous les bandes, de lames de feutre ou de cuir, ce qui permet, soit de remplir les vides, soit de redresser certaines parties ou de les incurver davantage.

Le léger relèvement des bandes est indispensable, pour qu'aux extrémités l'appui aille en diminuant progressivement d'intensité. Ce relèvement, toutefois, ne doit pas être trop prononcé, car, en diminuant la surface d'appui, il provoquerait le roulement de la selle.

Le siège doit être horizontal, pour que le cavalier soit d'aplomb et que le poids soit uniformément réparti sur toute la surface du contact avec le dos.

L'arçon une fois ajusté, le crin est également réparti dans les panneaux: il faut avoir soin d'en mettre une moins grande quantité aux extrémités afin de faciliter le léger relèvement prescrit plus haut.

On évite de partir pour un déplacement de quelque durée avec des selles fraîchement rembourrées.

Entretien de l'arçon et de la matelassure. — 1° Passer au moins une fois par an, au retour des manœuvres, tous les arçons au gabarit, afin de s'assurer qu'ils ont conservé leur forme primitive;

2° Refaire complètement les opérations de l'ajustage toutes les fois qu'une selle change d'affectation;

3° Faire toujours rembourrer les deux panneaux ensemble et par le même ouvrier;

4° S'assurer fréquemment que le rembourrage des panneaux n'est pas remonté vers l'évidement et ne présente ni pelotes, ni lacunes;

5° Voir si les arcades ne présentent pas de fêlures ou n'ont pas cédé;

6° Enfin, toutes les fois que le cheval a été blessé, rechercher soigneusement la cause et y apporter le remède.

On évite les déformations de la matelassure en prenant les précautions suivantes :

a) Ne pas utiliser une selle pour monter un cheval autre que celui pour lequel elle a été ajustée.

En effet, même à conformation identique, la matelassure ne prend pas la même forme sur deux chevaux différents, à cause de la non similitude de leurs allures;

b) Ne pas empiler les selles les unes sur les autres, soit dans les selleries ou magasins, soit au bivouac, mais les placer debout sur le pommeau.

ENTRETIEN JOURNALIER. — Les cuirs de la selle sont entretenus comme ceux de la bride, exception faite pour le siège que l'on graisse rarement; par contre, les faux quartiers et l'envers des quartiers doivent être fréquemment graissés et entretenus souples.

La toile des panneaux est soigneusement brossée; il est interdit de la laver.

HARNAIS D'ATTELAGE.

AJUSTAGE DES HARNAIS. — La bricole est placée de façon à se trouver sensiblement horizontale, son bord inférieur un peu au-dessus de la pointe des épaules, afin de ne point gêner les mouvements du cheval. Si la bricole est trop haute, elle peut comprimer les voies respiratoires.

La *sous-ventrière* est bouclée de manière que l'on puisse passer le doigt entre elle et la sangle.

Le *colleron* est ajusté de telle sorte que, le cheval étant attelé, le timon soit horizontal.

L'*avaloire* est placée normalement à la partie du cheval située immédiatement au-dessous de la pointe de la fesse. Si l'avaloire est trop descendue, le cheval a moins de force pour arrêter ou faire reculer la voiture; si elle est trop remontée, elle passe facilement au-dessus de la pointe de la fesse, n'a aucune efficacité dans les arrêts ou dans les reculs, fait ruer le cheval et peut occasionner des blessures.

La *plate-longe* est bouclée à l'avaloire, de manière à laisser au cheval une aisance suffisante dans ses mouvements.

ENTRETIEN DES HARNAIS. — Les harnais doivent être placés dans un endroit couvert et suspendus.

Aussitôt après avoir dégarni le cheval, passer l'éponge humide sur toutes les parties du harnachement imprégnées de sueur et souillées par la boue et la poussière. Lorsque ces soins ne seront pas suffisants, laver avec l'éponge, essuyer ensuite et frotter avec une pièce de laine ou de drap, principalement le corps de la bricole, pour lui conserver toute sa souplesse. Exposer les couvertures et les panneaux de selle à l'air, lorsqu'ils sont mouillés ou imprégnés de sueur; les battre ensuite avec des baguettes pour leur conserver leur souplesse. Les harnais en cuir fauve sont graissés, aussi souvent que l'exige leur état, avec un mélange d'huile de pied de bœuf et de suif de mouton par parties égales. Quatre graissages complets par an sont généralement suffisants.

Les harnais en cuir noir sont cirés; ils sont néanmoins graissés au moins quatre fois par an.

BAT DE MULET.

Pour qu'un bât soit bien ajusté, il faut qu'il repose sur le dos du mulet sans que les côtes soient comprimées: que le bord antérieur des panneaux soit à 6 centimètres environ en arrière des épaules; que l'on puisse passer aisément les doigts entre les piqûres inférieures des panneaux et le corps du mulet; que la liberté du garrot et celle du rein soient assez grandes pour que, le mulet étant chargé, on puisse passer aisément la main entre ces parties du corps et le bât; enfin, que les arcades du bât tombent bien verticalement.

Pour ajuster le bât, on le place sans couverture sur le dos du mulet, puis le bourrelier remanie, s'il y a lieu, le rembourrage des panneaux, de façon à donner à la matelassure de chaque bât une forme exactement en rapport avec celle du dos du mulet auquel il est affecté.

Le poitrail est placé à peu près horizontalement, de façon que son bord inférieur arrive un peu au-dessus de la pointe de l'épaule, pour n'en pas gêner le mouvement. Il ne doit être ni trop lâche ni trop tendu.

L'avaloire est placée un peu au-dessous de la pointe des fesses, à peu près horizontalement. Il faut éviter de la serrer pour que l'extension des membres postérieurs ne soit pas gênée.

La croupière ne doit pas être tendue pour ne pas occasionner de blessures et provoquer des ruades.

La sangle double doit être sur son plat dans toute son étendue et serrée fortement à l'aide des lanières de dé d'enchapure, de façon à empêcher, autant que possible, les oscillations du bât. Avant de serrer, on s'assure que les dés de la sangle sont, de chaque côté, à une distance convenable des dés d'enchapure, et qu'on pourra sangler le mulet. L'ajustage est obtenu en prenant une sangle d'une longueur convenable.

Les différentes parties du bât sont entretenues d'après les procédés indiqués pour l'entretien du harnachement.

CHAPITRE XXXI.

DU TRAVAIL.

Le cheval n'est utile que par son travail : lorsque celui-ci est modéré et en rapport avec les forces de l'animal, il concourt à l'entretenir en santé et le maintient en état de vigueur.

Quand, au contraire, il est trop considérable et dépasse la limite assignée par la nature à la résistance de cet animal, il devient la source de nombreuses maladies et accidents.

Le travail a donc une importance de premier ordre en hygiène puisque, suivant la manière dont on le dirige, il est salutaire ou pernicieux.

Un repos prolongé, en laissant les muscles dans l'inaction, diminue leur puissance de contraction, nuit à l'exercice normal des autres fonctions et modifie d'une manière peu avantageuse pour le cheval les phénomènes de la nutrition; l'animal engraisse, mais il devient mou; la circulation ralentie l'expose à des congestions, et les tissus vivants du pied, n'étant plus suffisamment excités par la marche, perdent une partie de leur vitalité et de leur volume, et le sabot se resserre.

Un travail modéré active toutes les fonctions, entretient les forces et prépare le cheval à de plus grandes fatigues.

L'excès de travail porte atteinte à l'accomplissement des fonctions, en exerçant sur l'organisme une influence inverse à celle qui résulte du repos prolongé; la ruine entière de l'économie en est la conséquence, et elle se traduit par des maladies très graves ou des déformations des articulations et des aplombs qui mettent l'animal hors de service.

Il est difficile de fixer d'une manière absolue la quantité de travail que l'on peut demander à un cheval; elle varie suivant sa force et sa résistance propres, et aussi suivant l'alimentation qui lui est donnée; il faut que celle-ci soit en rapport avec la dépense que l'organisme doit subir pour exécuter le travail exigé. Avec une nourriture suffisante, tel cheval pourra résister longtemps et sans danger à des fatigues auxquelles il succomberait avec une alimentation moindre. De même, un travail pénible auquel un cheval sera brusquement soumis pourra avoir des conséquences fâcheuses pour sa santé, tandis qu'il sera parfaitement supporté si le même cheval y est habitué. C'est pour cela qu'il est avantageux d'amener peu à peu les animaux à faire le travail auquel ils sont destinés. L'espèce de préparation à laquelle on les soumet alors est ce qu'on appelle *la mise en condition*.

Cependant quelles que soient la force et l'énergie d'un cheval, quelle que soit la valeur de son alimentation, il y a des limites qu'on ne saurait impunément franchir. Une fatigue extraordinaire peut amener subitement, d'un seul coup, la perte ou la ruine d'un animal; on a vu des chevaux succomber entre les jambes de leurs cavaliers ou quelques instants après avoir été mis au repos; on dit alors que le cheval a été forcé. Un cheval forcé est toujours à peu près perdu; s'il n'a pas succombé tout de suite, on peut par des soins lui donner l'apparence de la santé, mais il est désormais incapable de supporter aucune fatigue.

Comme conséquence de ce qui vient d'être exposé, on peut poser en principe : qu'un travail modéré et journalier est favorable à la santé des chevaux;

Que le repos et le séjour trop prolongé dans les écuries sont préjudiciables à leur santé et à leur vigueur;

Qu'il est nécessaire de les préparer, de les entraîner, par un travail soigneusement dosé, lorsqu'on a le projet de les soumettre à de grandes fatigues;

Que l'alimentation doit toujours être proportionnée à la dépense de la force employée;

Enfin que l'excès de travail ruine promptement les chevaux et les expose à de très graves maladies.

Le travail ordinaire dans les régiments, eu égard à la ration qui leur est accordée, peut être considéré comme assez actif pour tenir suffisamment les chevaux en haleine et les conserver en santé.

Lorsque ce travail ne peut être journalier, il doit être remplacé, surtout pour les jeunes chevaux, par des promenades de santé. Elles se font au meilleur moment de la journée, c'est-à-dire le matin en été et après déjeûner en hiver. Les allures doivent être parfaitement réglées en observant bien les distances pour éviter les atteintes et la poussière.

Les chevaux ne doivent jamais rentrer de la promenade en sueur. Les vieux chevaux peuvent sans inconvénient rester un jour à l'écurie, dans ce cas on les sort en main au soleil pendant un quart d'heure avec les chevaux indisponibles.

En réglant avec soin les allures, en choisissant bien les terrains sur lesquels leurs chevaux travaillent aux allures vives, en surveillant de très près la nourriture et les soins à l'écurie, les gradés conservent la santé de leurs chevaux et prolongent la durée de leurs services. Il appartient d'ailleurs au capitaine commandant de faire comprendre à tous que pour être un bon cavalier, il ne suffit pas de faire preuve d'endurance et d'audace, mais qu'il faut encore être *homme de cheval* pour pouvoir faire rendre à sa monture à un moment donné le maximum d'effort avec le minimum de fatigue.

CHAPITRE XXXII.

HYGIÈNE DES JEUNES CHEVAUX.

Les jeunes chevaux arrivant des dépôts de remonte, transportés dans un milieu et dans un climat auxquels ils ne sont pas habitués, passent par une période critique que l'on appelle *acclimatement* et qui les prédispose à contracter des maladies assez nombreuses. Il convient donc d'observer à leur égard, avec la plus scrupuleuse attention, toutes les précautions hygiéniques applicables aux chevaux d'âge.

A leur arrivée au corps, les jeunes chevaux sont groupés sous la surveillance du vétérinaire, soit à l'infirmerie vétérinaire, soit dans des écuries spéciales choisies parmi les meilleures du casernement.

Ils sont répartis dans les unités lorsque tout danger de maladie contagieuse a disparu.

Le pansage joue un rôle des plus importants pour le maintien de la santé du jeune cheval; il est, en conséquence, essentiel d'en obtenir par tous les moyens possibles la parfaite exécution. Il est nécessaire de régler avec soin les heures des repas des jeunes chevaux, de surveiller leur appétit et d'examiner fréquemment leur dentition, de veiller à ce qu'ils reçoivent l'intégralité de leur ration, de prescrire les substitutions convenables d'après la saison, de déterminer la composition des mashs et d'en régler la distribution, enfin de veiller à ce que les chevaux aient une bonne litière qui, seule, peut leur assurer un repos indispensable à leur santé. Le commandement donne des ordres en conséquence.

Lorsque la chose est possible, il est prudent de faire boire les jeunes chevaux pendant plusieurs mois dans un compartiment d'abreuvoir distinct de celui des chevaux d'âge.

Dans le même ordre d'idées, pour éviter la propagation des maladies contagieuses, le harnachement et les effets de pansage des jeunes chevaux doivent être strictement individuels.

La mue (mars-avril), le régime du vert (mai-juin), auquel il y a lieu de soumettre largement les jeunes chevaux, sont, pour eux, des causes de dépression. La diminution du travail devient à ce moment une règle absolue, ainsi que la suralimentation destinée à combattre cette dépression physique dont les effets se font souvent sentir pendant un temps assez long.

Lorsque la température est basse, les jeunes chevaux sont couverts.

Un certain nombre de juments sont achetées par les dépôts de remonte, après avoir pouliné souvent plusieurs fois et envoyées directement, en raison de leur âge, dans les corps de troupe.

Il y a lieu d'user avec elles des plus grands ménagements sous peine de les ruiner prématurément. Elles sortent des prés, n'ont pas mangé d'avoine, tous leurs tissus sont relâchés par la parturition et l'allaitement, et elles ne peuvent en général faire leur service dans les escadrons qu'au bout d'un an ou dix-huit mois. Il faut, au début, les mettre progressivement en avoine en les promenant en main, puis les faire monter avec les chevaux de cinq ans.

En résumé, pendant toute la période du dressage, les jeunes chevaux et les chevaux d'âge arrivés en retard au corps sont l'objet, de la part du commandement, d'une surveillance constante au point de vue de l'alimentation, du logement, du travail, du développement des tares et des maladies.

Chevaux de réquisition. — A son arrivée dans un corps de troupe, le cheval de réquisition se trouve astreint à un genre de vie presque toujours différent de celui auquel il était habitué. Le commandement doit donc s'efforcer de pallier, dans la mesure du possible, aux inconvénients résultant de ce brusque changement d'existence.

En conséquence, dans les limites où le permettront les exigences de la mobilisation, on se conformera aux recommandations exposées ci-après, en ce qui concerne l'acclimatement et l'utilisation des chevaux de réquisition.

Visite sanitaire. — Dès leur arrivée, les chevaux de réquisition seront soumis à une visite sanitaire minutieuse, permettant d'isoler ceux qui sont atteints ou suspects de maladies contagieuses.

Ferrure. — Tous les chevaux de réquisition sont ferrés le plus rapidement possible.

Mesures a prendre pour éviter les accidents. — Afin de diminuer le nombre des coups de pied, des morsures entre voisins (surtout au moment des repas), des embarrures, des prises de longe, etc., on exercera une surveillance attentive sur les chevaux de réquisition qui ne sont pas, comme ceux de l'armée, habitués à la vie en commun.

Dans les locaux dépourvus de bat-flanc ou de séparations, on placera les chevaux de réquisition les uns à côté des autres, sans intervalles, de façon à diminuer la gravité des coups de pied. Les chevaux méchants seront isolés.

Enfin, il conviendra de couvrir les chevaux de réquisition si les locaux dans lesquels ils sont abrités sont largement aérés.

ALIMENTATION. — Une assez forte proportion de chevaux, variable toutefois suivant les régions d'où ils proviennent, sont habitués, contrairement aux dispositions en vigueur dans l'armée, à recevoir comme nourriture beaucoup de fourrage et peu d'avoine; il serait imprudent de passer brusquement d'un régime à l'autre; en conséquence, pendant les premiers jours, une partie de l'avoine sera convertie, si les circonstances le permettent, en foin, paille, son, farine d'orge, etc. La ration d'avoine sera graduellement augmentée, et d'autant plus rapidement que cette denrée sera mieux acceptée. De façon à éviter les coliques dues au changement de régime, les chevaux seront conduits à l'abreuvoir trois ou quatre fois par jour.

UTILISATION. — Le temps manquera dans la plupart des cas pour qu'il soit possible de soumettre les chevaux de réquisition à un dressage méthodique; pour y suppléer, il sera essentiel d'affecter, dès le début, chaque cheval à l'emploi pour lequel il convient le mieux.

On tiendra compte des aptitudes, de la conformation, du degré de sang, de l'âge, etc., pour désigner d'une part les chevaux de selle, de l'autre les chevaux de trait, et parmi ceux-ci les porteurs et les sous-verges.

Les attelages seront constitués avec soin : il y aura souvent avantage à associer un cheval jeune et suffisamment dressé avec un cheval plus âgé et docile; dans un même attelage, les chevaux ne devront pas être de tailles trop différentes, etc.

Le travail commencera dès le premier jour. Un exercice journalier, dont la durée augmentera progressivement, est nécessaire pour habituer les chevaux à travailler ensemble, familiariser les porteurs avec le poids du cavalier et permettre un ajustage définitif du harnachement.

Dans les troupes montées, le poids du cavalier, la pression du rang, le port du sabre, pourront être la cause de certaines difficultés. Les procédés à employer pour les surmonter dépendent essentiellement du tempérament des chevaux requis et sont, par conséquent, variables avec chaque région. Il appartiendra donc aux différents corps de troupe de tenir compte des conditions particulières dans lesquelles chacun d'eux se trouve placé pour préparer à l'avance un programme qui servira de guide aux officiers chargés de recevoir, d'acclimater et d'utiliser les chevaux de réquisition.

CHAPITRE XXXIII.

SOINS A DONNER AUX CHEVAUX

*en route, en manœuvres, en campagne, sur les voies
ferrées et à bord des navires.*

I. — Soins à donner aux chevaux paquetés, en manœuvres, et en campagne. — La conservation des effectifs, si délicate et d'une si grande importance dans la cavalerie, exige une attention particulière pendant les routes et certaines précautions aux cantonnements; il faut éviter les coups de pied, les crevasses et les blessures du harnachement qui sont les trois causes principales d'indisponibilités souvent fort longues.

Routes. — En route, il est préférable, en toute saison, pour les hommes et pour les chevaux, d'arriver de bonne heure à l'étape, sans cependant partir avant le jour. Les marches de nuit sont toujours très fatigantes, et dans l'obscurité les chevaux sont toujours plus mal harnachés par les cavaliers.

Quelles que soient les dispositions prises au départ par le commandant d'une colonne de cavalerie, une halte quelque temps après le départ, en tout cas après le premier temps de trot, est nécessaire, tant pour laisser uriner les chevaux, que pour ressangler et rajuster les parties du paquetage et du harnachement qui seraient dérangées.

Après cette première halte, il y a lieu de faire arrêter pendant quelques minutes toutes les heures trois quarts, les cavaliers s'aidant mutuellement pour descendre de cheval et pour remonter, de manière à éviter que les selles ne bougent.

Aussitôt à terre, ils lèvent les pieds des chevaux pour voir s'il ne s'y est pas introduit de corps étrangers et si rien ne manque à la ferrure, puis ils vérifient les paquetages.

Pendant les routes, loin de l'ennemi, et lorsque les circonstances le permettent, il faut faire prendre une distance de poussière entre les pelotons et mettre les cavaliers par deux. Les chevaux marchent sur les bas-côtés de la route si ceux-ci ne sont ni profonds, ni glissants, ni en pente et s'ils ne sont pas coupés de canivaux. Si ces conditions ne sont pas remplies, il est préférable de laisser les chevaux sur le milieu de la route.

Les cavaliers doivent faire la plus grande attention à ne pas remuer inutilement sur leur selle; au trot, ils quittent le moins possible l'assiette, afin d'éviter que les paquetages ne bougent et ne roulent sur le cheval, ce qui est une cause fréquente de blessures.

Les allures doivent être réglées avec le plus grand soin et le trot maintenu plutôt au-dessous du trot réglementaire dans les troupes de cavalerie légère. L'expérience a démontré, du moins en ce qui concerne les petites unités, qu'une excellente manière de marcher consiste, lorsque le terrain s'y prête, à faire alterner 1.500 mètres à 1.800 mètres de trot avec 600 à 800 mètres de pas. On fait ainsi environ 9 kilomètres et demi à 1 heure, arrêts compris.

A l'arrivée à l'étape, placer autant que possible les chevaux dans des locaux couverts; lorsqu'ils ont passé la nuit en plein air, ils sont le matin plus roides et moins dispos.

Éviter de les entasser dans des écuries étroites, basses et sombres, et de les mélanger avec des chevaux étrangers.

Coups de pied. — Les chevaux devront avoir été placés dans les écuries du quartier, 15 jours avant le départ, par escouades et dans chaque escouade dans un certain ordre en alternant autant que possible cheval et jument. Au cantonnement et au bivouac, ils seront installés dans ce même ordre; ayant toujours les mêmes voisins, ils taperont moins. Les séparer, chaque fois que la chose sera possible, avec des bat-flancs de fortune, barres, perches, etc. User largement des entraves de jarrets avec les chevaux ayant l'habitude de frapper, et isoler complètement, en les mettant même dehors, les chevaux méchants.

Crevasses. — Les crevasses peuvent provenir, chez les chevaux bas-jointés, du passage dans les chaumes récemment coupés, et, chez tous, de l'irritation produite par la poussière qui se colle dans les paturons mouillés ou de la réaction trop vive produite par l'eau froide sur les membres congestionnés par le travail. Éviter par conséquent de traverser inutilement les chaumes et les gués de faire boire les chevaux en les faisant entrer dans l'eau et de laver les membres aussitôt l'arrivée au cantonnement. En tout cas, sécher de suite avec le plus grand soin.

Blessures du harnachement. — Pour les éviter dans la mesure du possible, se conformer aux prescriptions suivantes :

Pendant toute l'année, veiller à ce que chaque cheval soit toujours monté avec la même selle qui ne sera affectée qu'à lui. Elle aura été au préalable, ajustée. Les panneaux usés ou trop aplatis devront être refaits à l'automne pour qu'ils aient le temps de se tasser et de se mouler au dos du cheval avant que celui-ci ne soit monté en paquetage.

Éviter que les hommes ne déforment les rembourrages

en posant les selles à terre sur les panneaux ou en les portant à la main sous le bras en les prenant par les panneaux.

Ces précautions prises en tout temps, il y a lieu, aux manœuvres, d'agir de la façon suivante :

Les hommes s'aideront mutuellement pour seller et poseront toujours à deux les selles sur le dos des chevaux. Devant et derrière la selle, ils dégageront la couverture posée bien à plat, en veillant à ce qu'elle ne fasse pas de plis.

A l'arrivée au cantonnement, ils dessangleront pendant la préparation des logements et de l'installation des chevaux.

Ils s'entraideront par camarade de lit pour desseller et masser en laissant provisoirement sellé celui des deux chevaux qui ne pourra être de suite soigné.

Pour faire le massage, tapoter légèrement avec les mains bien à plat, en changeant de place à chaque tapotement, puis passer la paume de la main en la glissant d'avant en arrière dans le sens du poil. Plus la peau est fine, plus la sensibilité du cheval est grande et plus il faut agir légèrement.

Le massage a pour but de rétablir la circulation et doit, pour être efficace, durer 5 ou 6 minutes. On sèche ainsi le dos.

Il est rationnel de proscrire l'usage de l'eau froide qui provoque une réaction trop vive, pour la même raison qu'il est interdit au fantassin de se laver les pieds après une longue marche.

Ces soins doivent toujours être donnés à l'ombre.

Soustraire aussitôt après le massage et pendant 2 ou 3 heures le dos du cheval à l'action de l'air et du soleil en le recouvrant avec la couverture pliée en quatre fixée avec le surfaix. La couverture doit être retournée de façon à ce que la partie mouillée puisse sécher.

Pour les autres soins, se conformer à ce qui a été dit au chapitre des soins journaliers.

Quelle que soit la brièveté du temps dont on dispose pour ces soins à l'arrivée au cantonnement, il y a toujours lieu de desseller de suite les chevaux et de maintenir sur le dos, à l'aide du surfaix modérément serré, la couverture pliée en quatre et retournée. En agissant ainsi, on soulage le cheval du poids considérable du paquetage, tout en évitant de provoquer le refroidissement brusque du dos. En outre, les vaisseaux sanguins, comprimés par la couverture, reprennent peu à peu leur volume normal et la circulation se rétablit lentement.

ABREUVOIR ET ALIMENTATION. — (Voir chapitre de l'alimentation.)

PANSAGE. — Un pansage, plusieurs heures après l'arrivée, est très salutaire; il délasse le cheval, et, en l'entretenant dans un bon état de propreté, prévient les maladies de la peau qui se développent facilement en campagne.

Pendant la durée du pansage, les officiers de peloton doivent passer un examen minutieux du dos, des membres et de la ferrure. Ils font faire un nouveau massage aux chevaux, qui, malgré les soins précédents, présentent des tumeurs œdémateuses vulgairement appelées bosses ou gonfles.

Si l'œdème persiste, il y a intérêt à soustraire à l'appui de la selle, par des moyens appropriés, la partie mortifiée du dos, mais ne faire jamais toucher qu'avec une extrême prudence au rembourrage.

Le harnachement sera l'objet des plus grands soins; on veillera à ce que les panneaux des selles et les sangles soient toujours entretenus dans un bon état de souplesse, que la boue qui a pu s'y attacher soit bien enlevée, car en durcissant, elle blesserait infailliblement les chevaux.

Les aciers doivent être tenus très propres.

La ferrure devra être visitée chaque jour. En temps de neige ou de gelée, les chevaux seront cramponnés (voir chapitre de la ferrure).

La neige qui botte, c'est-à-dire s'accumule en pelotes dures sous les pieds des chevaux et les fait glisser, est ce qu'il y a de plus difficile à empêcher. On y réussit, dans une certaine mesure et pendant un temps limité, en graissant le dessous des pieds; l'adhérence de la neige n'a pas lieu tant que le corps gras n'a pas été enlevé par la marche.

Pour que tous ces soins indispensables soient bien donnés, il est de la plus haute importance de faire comprendre au cavalier qu'aux manœuvres et en campagne, il doit redoubler d'attention pour son cheval. Il doit être convaincu que, sans lui, il n'est d'aucune utilité, que les services qu'il est appelé à rendre résultent de la résistance de sa monture, et enfin, que des qualités de celle-ci dépendent son bien-être propre et sa vie.

Le cavalier qui a le sentiment du devoir doit donc aimer son cheval, le considérer comme un compagnon qui partage avec lui les fatigues et les dangers de la guerre; il doit faire son possible pour le conserver avec toutes ses forces et ne songer à se procurer ce dont il a besoin pour lui-même, que lorsque son cheval est pourvu du nécessaire. Quand il le monte, autant que le service le permet, il doit le ménager afin de le retrouver en état de supporter de plus grandes fatigues.

II. — Soins à donner aux chevaux transportés sur les voies ferrées. — Ils font l'objet de l'Instruction spéciale du 20 février 1902 dont voici les principales indications.

Le dernier repas des chevaux doit avoir lieu deux heures au moins avant l'embarquement.

Les chevaux sont toujours embarqués dessellés à moins d'ordre contraire; ils ne sont débridés que lorsqu'ils sont calmes et quand le train est en marche.

Les chevaux et mulets de remonte doivent toujours conserver leur couverture.

Toutes les fois que cela est possible, les volets qui se trouvent au droit de la tête des chevaux restent fermés.

A tous les coups de sifflet de la locomotive, à chaque arrêt ou départ, les gardes d'écurie parlent aux chevaux, les calment et au besoin les tiennent par le licol pour les empêcher de tomber ou de bousculer leurs voisins.

En cas d'accident, ils se portent aux fenêtres et avertissent par leurs cris et en agitant leur mouchoir.

Pendant la route, les gardes d'écurie font manger les chevaux en leur donnant le foin à la main.

Dans les gares désignées pour le repas des chevaux, on distribue l'avoine dans les musettes.

La ration pendant les trajets en chemin de fer est de 5 kilogrammes de foin et 2 kilogrammes d'avoine. En principe. les chevaux ne sont abreuvés que si la durée du trajet est de plus de douze heures. Dans ce cas même, ils ont besoin de peu d'eau : un seau suffit pour deux chevaux. Pendant un arrêt, les cavaliers remplissent les seaux et les passent aux gardes d'écurie qui font boire.

Après le débarquement, une promenade d'une heure, avant la rentrée à l'écurie, est nécessaire pour faire disparaître l'excitation nerveuse, l'engourdissement des membres et quelques symptômes de fourbure qui se produisent souvent quand le trajet a été long.

HYGIÈNE DES CHEVAUX

A BORD DES NAVIRES, AVANT, PENDANT ET APRÈS LA TRAVERSÉE.

(Indications générales, Extraits du Bulletin officiel.)

AMÉNAGEMENT DES BATIMENTS.

Les chevaux et mulets sont placés soit sur le pont, dans des stalles, soit dans les entreponts.

Pour les voyages de longue durée, les entreponts doivent être préférés au pont.

Les stalles sont placées dans une direction perpendiculaire au grand axe du navire.

Sur le pont, l'avant et l'arrière des stalles sont pourvus pendant l'été de toiles destinées à garantir les animaux contre le soleil, et d'un abord contre les embruns.

On évite de placer les animaux près de la machine.

Dans les entreponts, il faut compter 6 mètres cubes par cheval.

Tout détachement comprend un maréchal ferrant muni de ses instruments de ferrage.

AVANT L'EMBARQUEMENT.

Le matriculage des chevaux et mulets doit être revu et un état signalétique des animaux à embarquer est établi conformément au modèle contenu dans le *Bulletin officiel*, édition méthodique n° 101.

Quelques jours avant l'embarquement, les animaux doivent être mis à un régime rafraîchissant. La ration de foin et d'avoine est diminuée de moitié et remplacée en partie par 2 kilogrammes de farine d'orge. Le travail est également diminué progressivement.

Une visite sanitaire des animaux a lieu la veille du jour fixé pour l'embarquement et l'autorité militaire ajourne le départ des chevaux et mulets présentant le moindre symptôme d'une maladie contagieuse.

L'embarquement a lieu peu de temps avant le départ des navires. Les animaux doivent avoir pris leur repas depuis quelques heures et avoir été promenés.

Lorsqu'il est possible de jeter un pont de bois entre le bateau et le rivage, on répand sur ce pont une couche de crottin ou de sable.

Les animaux sont conduits en file, tenus par le bridon, les plus dociles en tête.

S'ils sont embarqués par les chalands, on tresse les crins afin d'éviter l'arrachement par les pièces de l'appareil de suspension.

PENDANT LA TRAVERSÉE.

Les écoutilles, hublots et autres ouvertures des parties du navire occupées par les animaux, restent ouverts pendant toute la traversée, à moins que le temps n'y mette un empêchement absolu.

Les fumiers sont enlevés chaque jour et on entretient la plus grande propreté dans les écuries qui sont lavées à grande eau. On en profite pour doucher les membres et les pieds des chevaux. On arrose ensuite le plancher, les parois des stalles, etc., au moyen d'une émulsion crésylée à 2 ou 5 p. 100. On désinfecte tous les deux ou trois jours avec de l'eau chlorurée ou phéniquée.

Le vétérinaire passe chaque matin une visite sanitaire.

Pour soumettre les chevaux à un pansage complet et régulier, il convient de leur laver, deux fois par jour, la queue, les narines, les parties génitales et les jambes.

Pendant les escales et toutes les fois où le temps le permet, ils sont sortis des stalles et soumis à un pansage complet. Le moindre exercice leur est très salutaire car la stabilisation forcée rend l'appétit capricieux et les digestions difficiles.

La ration à bord est pour les **dragons** et l'artillerie de :

3 kilogrammes de foin;
2 kilogrammes d'avoine;
1 kgr. 500 de farine d'orge;
0 kgr. 500 de son;
15 litres d'eau.

Celle des cuirassiers est un peu plus forte; celle de la légère et des mulets un peu plus faible.

A défaut d'eau naturelle, on fera usage d'eau distillée qu'on additionnera de 25 grammes de chaux pour 1.000 litres d'eau.

AU DÉBARQUEMENT.

Au fur et à mesure que les animaux débarquent, le vétérinaire passe une visite de chaque cheval et opère le classement en animaux valides, malades et animaux qui, sans être malades, ont besoin de soins hygiéniques particuliers.

Aussitôt après, on fait faire aux animaux une promenade au pas et, avant ou après cette promenade, suivant que le bivouac est établi sur la plage ou à une certaine distance de celle-ci, on fait passer les chevaux à l'eau et on leur lave la crinière, la queue, les ouvertures naturelles.

On les sèche ensuite en les bouchonnant.

A l'arrivée au camp, les chevaux sont abreuvés et reçoivent une petite quantité de fourrage ou de grains.

Les jours suivants, la durée des promenades journalières est augmentée, de même que la ration.

On doit arriver à donner au bout de 5 à 6 jours la ration de terre et cela progressivement et sans transition brusque.

QUATRIÈME PARTIE.
CHEVAUX DE L'ARMÉE.

CHAPITRE XXXIV.

ADMINISTRATION DES HARAS.

L'Administration des Haras est régie par la loi du 29 mai 1874. Elle a pour mission d'encourager et de diriger l'élevage du cheval, afin d'assurer les remontes de l'armée, aussi bien en temps de paix qu'au jour de la mobilisation. Elle relève néanmoins du Ministère de l'Agriculture.

Son organisation comprend : un Directeur Inspecteur Général, qui réside à Paris; six Inspecteurs Généraux, placés chacun à la tête d'un *arrondissement d'inspection*. Chacun de ces arrondissements, qui correspond à une ou plusieurs régions d'élevage, est lui-même divisé en un certain nombre de *Dépôts d'étalons* (vingt-deux au total); un Directeur aidé de un ou de plusieurs Sous-Directeurs et d'un vétérinaire est attaché à chacun de ces dépôts.

Un Conseil supérieur des Haras, nommé par le Président de la République, comprenant 24 membres pris dans les divers groupes de l'élevage et un certain nombre de personnalités militaires, donne son avis au Ministre sur les questions qui se rattachent à la production et à l'élevage. Le Conseil supérieur des Haras tient, au moins, deux sessions par an.

Les moyens d'action dont les Haras disposent pour atteindre leur but sont :

1° Les achats d'étalons;

2° Les encouragements, nombreux et importants, distribués sous forme de prix ou de primes dans des concours de poulinières, de poulains ou de pouliches, de chevaux de selle et de trait ayant subi avec succès des épreuves déterminées.

La loi fixe également le nombre des étalons que l'Administration doit acheter et entretenir.

D'après les instructions générales, émanant du Directeur des Haras, la Commission des Inspecteurs Généraux chargée de ces achats doit rechercher :

1° *Des trotteurs*, choisis d'après leur origine et leurs qualités, sélectionnés de plus en plus sur le modèle, possédant une conformation harmonieuse, puissante, près de terre, sans excès de taille, avec une tendance constante à se rapprocher du type selle pour poids lourds;

2° *Des chevaux de type selle pour poids lourds.* Les animaux de ce type doivent être avant tout, forts, près de terre, bien équilibrés. On recherchera chez eux de bonnes épaules, une poitrine profonde, des aplombs réguliers et notamment des jarrets bien orientés;

3° *Des carrossiers.* Ces animaux doivent être près de terre, aussi membrés et charpentés que possible.

D'une façon générale, à trois ans, leur taille ne doit pas dépasser 1^m,63;

4° *Les étalons du type cob ou postiers.* Les étalons de ce genre devront être bien roulés, c'est-à-dire larges, compacts, près de terre, fortement membrés et d'une taille moyenne, appropriés à la région à laquelle ils sont destinés.

Ils doivent être relativement trempés et avoir les allures énergiques.

Dans la région du Midi (4° et 5° arrondissements d'inspection), l'Administration des Haras achète des étalons *arabes* et *anglo-arabes* de pur sang ou de demi-sang. Comme dans le Nord, elle tient compte de l'origine et de la qualité, tout en opérant une sélection rigoureuse sur le modèle, et rejette les animaux trop grands, trop plats ou trop affinés, d'un emploi toujours dangereux.

L'Administration achète encore, chaque année, un certain nombre de pur sang anglais dits de CROISEMENT, destinés à améliorer les sous-races. Croisés avec de bonnes juments de demi-sang sérieuses, bien faites et activés, ces étalons de pur sang donnent des chevaux de selle excellents.

Chaque année, à l'époque de la monte (mars, avril, mai, juin), les étalons quittent les dépôts auxquels ils sont attachés et vont, sous la conduite d'un palefrenier, occuper, par groupes de 4 ou 5, des *stations* choisies au milieu des centres d'élevage où leurs services sont mis à la disposition des éleveurs, moyennant une faible rétribution (1).

La saillie de la jument donne lieu à l'établissement d'une feuille dite *carte de saillie.* Cette feuille est échangée, sous peine de non-valeur, au moment de la naissance

---

(1) Le tarif des saillies n'est pas absolu, mais, en aucun cas, il ne doit dépasser cent francs, quelle que soit la valeur du reproducteur. En règle générale, les prix de saillie sont les suivants :

Purs sang : 100 francs pour les juments de pur sang; 20 francs pour les juments de demi-sang;

Demi-sang: de 8 à 15 francs et de 20 à 100 francs pour certains trotteurs plus ou moins recherchés;

Trait: de 5 à 10 francs;

Postiers: de 5 à 10 francs.

du poulain, contre une autre carte appelée *certificat d'origine*, sur lequel on inscrit, outre les origines paternelles et maternelles exactes et complètes, le signalement DÉTAILLÉ du poulain. Cette feuille constitue l'état civil du cheval, elle est de la plus grande importance et joue un grand rôle dans les diverses transactions dont le poulain fait l'objet ou dans les divers concours auxquels il prend part.

CHAPITRE XXXV.

SERVICE DES REMONTES.

Le service des remontes relève directement du Ministère de la Guerre; il a pour mission d'explorer les différentes régions où on élève et d'acheter les chevaux et les mulets dont l'armée a besoin.

Les remontes sont dirigées par un Général de division *Inspecteur général permanent des remontes* auquel est adjoint un Général de brigade « Sous-Inspecteur des remontes ».

Au point de vue de l'exploitation des ressources chevalines, la France est divisée en trois grandes circonscriptions :

1° Celle de Caen, qui comprend les dépôts acheteurs de Saint-Lô, Caen, Alençon, Guingamp, Angers, Fontenay-le-Comte et Saint-Jean-d'Angély;

2° Celle de Tarbes, qui comprend les dépôts d'Agen, Tarbes, Mérignac, Aurillac et Arles;

3° Celle de Paris qui comprend les dépôts de Guéret, Mâcon, Faverney et Paris et les établissements hippiques de Suippes.

Chaque circonscription est commandée par un Colonel ou un Lieutenant-Colonel.

Chaque dépôt est dirigé par un chef d'escadrons ou un Lieutenant-Colonel. Le commandant du dépôt préside le *comité d'achat* composé, en outre, de un ou deux capitaines acheteurs (suivant l'importance du dépôt) et d'un vétérinaire.

Le comité procède aux acquisitions de chevaux et de mulets conformément au Règlement sur le service des remontes à l'intérieur; ces achats se font soit au dépôt, soit dans des centres d'élevage désignés chaque mois par voie d'affiches.

Une circulaire ministérielle dite « Circulaire de répartition » fixe tous les ans le nombre des animaux à acheter par chaque dépôt, ainsi que les corps de troupe auxquels ils doivent être affectés.

Après examen au dépôt, au point de vue des vices rédhibitoires, *les chevaux d'âge* (5, 6, 7 et 8 ans) sont envoyés directement au corps destinataire. Les chevaux de 3 et 4 ans sont dirigés sur des ANNEXES, où ils restent jusqu'au mois d'octobre de leur quatrième année. A cette date, les régiments en prennent livraison en un seul lot.

Les ANNEXES, ou *dépôts de transition*, sont dirigées par un vétérinaire; elles comprennent des écuries bergeries entourées de parcours plus ou moins vastes. Les chevaux y vivent le jour en plein air; mangent une ration d'avoine et de fourrage; sont soumis à un exercice journalier, exécuté sur des pistes et déterminé par un règlement particulier; ils se développent ainsi tout en prenant l'habitude de la vie commune.

Les remontes achètent des *chevaux de selle* (chevaux de troupe et chevaux d'officiers), des chevaux *d'artillerie* et des *mulets;* elles procèdent à ces achats en tenant compte des *aptitudes* qui rendent un animal propre à tel ou tel genre de service.

Caractéristiques du cheval de selle demandé pour le service de l'armée. — Le cheval de cavalerie doit avoir le *sang* qui donne l'énergie nécessaire pour soutenir les allures rapides, le *gros* qui donne la puissance pour les parcours en terrains variés et sous de forts poids, les *jarrets droits et l'épaule oblique* qui sont la marque de l'aptitude au galop; le *garrot* prolongé en arrière et le *passage des sangles* bien dessiné qui assurent dans les meilleures conditions la place de la selle et, partant, donnent au cavalier et au cheval l'équilibre et l'aisance désirables. Le *rein*, bien soudé qui permet de porter du poids, la *poitrine* descendue qui est l'indice d'un grand développement des organes respiratoires; la régularité des *aplombs* et la *trempe* des *membres* qui sont la garantie de leur bonne conservation; les *articulations* descendues et bien fournies qui donnent au mouvement la force et la souplesse. En mouvement, le cheval de selle doit *s'équilibrer naturellement* et *ses allures*, à la fois étendues et légères, doivent dénoter l'heureuse disposition de ses leviers, la liberté de ses ressorts et la qualité de ses pieds.

Le cheval de selle comporte trois catégories ou types correspondant aux divers besoins de l'armée :

1° *Le type cuirassier ou poids lourd.* — Destiné à porter un poids considérable (128 kilogr.), ce cheval doit avoir un dessus excellent, des membres très forts, une certaine ampleur et une grande énergie; sa taille, une fois achevée, ne doit pas excéder, au moins pour les troupiers, 1^m,64 au maximum. C'est un type difficile à réaliser, mais de grande valeur lorsqu'il est réussi; on le trouve plus spécialement en Normandie, en Bretagne (Loire-Inférieure), en Vendée, dans les Charentes et dans le Charollais. Ce sont généralement des chevaux tardifs qui demandent à être attendus.

2° *Le type dragon ou poids moyen* (115 kilogr.) exige les mêmes qualités de modèle et d'énergie, mais avec moins de taille, aussi est-il plus facile à faire naître. Acheté poulain entre 1m,52 et 1m,57, il ne devrait pas dépasser 1m,60 une fois son développement achevé. Les régions qui fournissent les chevaux de dragons à l'armée sont sensiblement les mêmes que celles qui produisent le « cuirassier ». Cependant, un certain nombre de régiments se remontent en chevaux du Midi, choisis parmi les plus grands et les plus étoffés. Ils donnent généralement satisfaction aux corps qui les reçoivent, à cause de leur sang, et de leur aptitude à la selle;

3° *Le cheval de cavalerie légère ou poids léger* (107 kilogr.) destiné à remonter les hussards et les chasseurs; est fourni presque exclusivement par les dépôts de Tarbes, Agen, Mérignac, Guéret et Arles. De petite taille (1m,48 à 1m,54), ce cheval doit être régulier, assez étoffé, posséder un bon dessus et un rein très soudé, des dessous trempés, une grande énergie et un bon équilibre; ses aplombs doivent être d'autant plus normaux que le sang, qui est la caractéristique de sa race, et le poids qu'il porte ont plus de tendance à le mettre en désordre.

Certains dépôts, comme Guingamp (chevaux de Corlay) et Mâcon, fournissent également d'excellents chevaux à la cavalerie légère.

CHEVAUX DE TÊTE. — Le cheval de tête, tout en conservant le type de son arme, doit être d'une certaine taille; il doit posséder un type ogival nettement caractérisé, à la fois sérieux et élégant, dû à un squelette très accusé, à une musculature puissante, à la bonne direction de ses rayons et aux proportions harmonieuses de toutes ses lignes.

Il doit enfin avoir une physionomie éveillée, héritage de sang pur que son pédigrée doit contenir.

Caractéristiques du cheval d'artillerie. — Le cheval d'artillerie est un type cob près de terre, bien doublé avec de la charpente présentant la masse nécessaire pour l'effort dans la bricole, ses membres et ses articulations doivent être très larges pour les démarrages en tous terrains et les arrêts brusques à toutes allures. La taille comprise entre 1m,52 et 1m,62 est celle qui répond à la meilleure utilisation sur les voitures de l'artillerie, ainsi que le poids de 475 à 525 kilogrammes, répondant à un indice de compacité variant de 8 1/2 à 9 1/2.

Ces données, fournies par l'expérience, répondent au meilleur rendement des chevaux d'artillerie, qui doivent être, en outre, indemnes de lymphatisme (indice de mollesse) et de nervosité, nuisibles au rendement utile.

MULETS. — L'armée achète chaque année un certain nombre de mulets utilisés plus particulièrement dans le train des équipages, les échelons de munitions, les troupes de montagne et dans les expéditions coloniales. Les dépôts acheteurs sont ceux de Saint-Jean-d'Angély, Fontenay-le-Comte, Arles et Mâcon. Les qualités que l'on recherche chez le mulet sont les mêmes que celles du cheval de selle : un bon dessus, de bons aplombs, l'ampleur et la profondeur de poitrine, la longueur des hanches, une bonne attache de tête et même la finesse des tissus.

Les défauts, inhérents à la race, qui se rencontrent le plus souvent, sont : la tête lourde et commune, les jarrets coudés et clos, les pieds pinçards, les paturons trop longs et ployants. On distingue deux types principaux : 1° le mulet de trait, chez lequel on doit rechercher les caractéristiques du cheval d'artillerie; 2° le mulet de bât, qui doit posséder celles du cheval de selle, y compris l'inclinaison de l'épaule.

Le mulet de trait doit mesurer de 1m,55 à 1m,60 et peser 400 kilogrammes au minimum. On le préfère de robe foncée, près de terre et très membré.

La taille du mulet de bât ne doit pas dépasser 1m,52: son poids doit être de 300 kilogrammes au minimum. Il doit être également compact, près de terre et bien membré.

CHAPITRE XXXVI.

PRODUCTION CHEVALINE ET MULASSIÈRE DE LA FRANCE [1].

I. — *Circonscription de remonte de Caen.*

Cette circonscription fournit les deux tiers du contingent annuel fixé pour les besoins de l'armée. Elle comprend sept dépôts : Caen, Saint-Lô, Alençon, Guingamp, Angers, Fontenay-le-Comte, Saint-Jean-d'Angély.

Le *dépôt de Caen* exploite le département du Calvados. A la fois naisseur et éleveur dans le pays d'Auge, le Bessin, le Virois et le Bocage, ce département est presque exclusivement éleveur dans la plaine de Caen; ici, l'éle-

(1) Ce tableau de la production chevaline a été établi en 1913 d'après des renseignements puisés aux sources mêmes de la production. L'élevage étant en pleine crise, il y aura lieu de suivre attentivement son évolution pour maintenir ce chapitre constamment en harmonie avec les progrès qui se dessinent chaque jour dans les diverses régions.

vage au piquet, pratiqué sur un sous-sol éminemment calcaire, donne aux poulains importés des tissus assez denses, et, plus tard, la gymnastique de quelques travaux légers, leur est une première éducation utile.

Le pays d'Auge, plus plantureux, renferme des élevages sélectionnés, la race y supporte bien le sang; elle l'exige même.

Le Bessin est très avancé dans la production du cheval de remonte.

Le Virois vient ensuite.

Le Bocage est plus rustique.

Il y a en Calvados un commerce de chevaux considérable et de grandes ressources pour la remonte.

Le *dépôt de Saint-Lô* tire son contingent de la Manche, pays essentiellement naisseur; la Manche est, au point de vue de la quantité, le plus important réservoir de la production normande.

Le Cotentin est le centre le plus riche de ce département, il produit des animaux importants et bien nés dont beaucoup sont fort estimés comme étalons aux Haras, il renferme aussi des élevages particuliers intéressants et la remonte y fait de bons et nombreux achats.

La Hague (partie nord-ouest de la presqu'île) fait surtout naître le rustique « Haguar ». Excellent artilleur quand il n'est pas trop grand, bon cuirassier quand il possède un afflux de sang.

Le Val-de-Saire (partie nord-est de la presqu'île), pays riche, fait naître et élève, mais incline vers l'élevage du cheval de gros trait.

Le pays de Saint-Lô et de Coutances élève une population chevaline nombreuse mais irrégulière et disparate.

L'Avranchin produit et élève avec succès le type dragon; c'est un excellent centre pour le normand léger.

Le Mortennais élève le gros trait. On trouve de bons artilleurs dans le pays de Pontorson.

Le *dépôt d'Alençon*, dont le territoire comprend l'Orne, la Mayenne, la Sarthe et le Loir-et-Cher, trouve peu de ressources dans ces trois derniers départements, sauf aux environs de Craon (Mayenne).

Dans l'Orne, le Bocage de Domfront, à l'ouest, et le Perche, au sud, sont complètement absorbés par l'élevage du Percheron. Le Merlerault, naisseur et éleveur, produit des animaux d'un tempérament robuste, d'une densité et d'une finesse de tissus remarquables dues à la qualité de ses pâturages (grain de l'Orne). Cette région est peuplée de nombreux et importants élevages de pur sangs et de trotteurs, mais sa production diminue de jour en jour.

La plaine d'Argentan produit et élève quelques bons

animaux. En somme, l'effectif du dépôt d'Alençon est fourni par une grande majorité de poulains importés de la Manche, puis par un bon contingent de l'Orne, et enfin par de petits lots venant de la Mayenne (Craonnais), de la Sarthe, et même de la Vendée.

Les contingents de ces dépôts se recrutent exclusivement, à de très rares exceptions près, dans la race normande proprement dite.

Cette race est aujourd'hui soumise à une évolution qui tend à l'orienter vers le type selle pour poids lourds, d'une part, vers le type artilleur de taille moyenne, d'autre part; malgré une tendance à l'allégement dû à l'abus des courses au trot, elle a encore une réelle ampleur, elle possède en outre d'indiscutables points de force, une très bonne nature de membres, des tissus très denses, parfois même très fins. Des caractères très marqués, que l'on retrouve dans certaines familles (qualités ou défauts), prouvent la fixité de la race et soulignent les géniteurs employés.

Par suite de l'emploi exagéré des étalons trotteurs, l'épaule du normand est souvent droite, son garrot coupé, ses jarrets loin, son corps cylindrique; mais d'heureux croisements avec le pur sang, tentés en ces dernières années semblent devoir corriger peu à peu ces défauts très préjudiciables au cheval de selle.

La jument normande est une poulinière presque toujours bonne, même quand elle n'est pas très belle, et le succès avec lequel elle s'allie aux races nobles prouve la vitalité de sa race propre et le parti que l'on peut en tirer.

Le *dépôt de Guingamp* exploite tous les départements bretons, sauf la Loire-Inférieure.

Pays de production intense, la Bretagne offre une diversité de races prodigieuse; mais la cavalerie n'y trouve que des ressources de plus en plus restreintes. Ce petit contingent cavalier se recrute presque exclusivement dans la montagne bretonne (région de Corlay) et dans le sud du Finistère (régions de Scaër et d'Elliant). Ces régions produisent et élèvent; leur production a beaucoup de qualités, mais présente beaucoup de déchet.

L'Ille-et-Vilaine fait naître des poulains de gros trait.

Le Morbihan s'oriente vers une production de petits artilleurs, encore à ses débuts.

Les Côtes-du-Nord, tout en offrant dans leur montagne, vers Loudéac notamment, quelques sujets plus recommandables par leurs qualités que par leur modèle, produisent surtout une race de gros trait, dérivée, en majeure partie, du Percheron.

Le Finistère est d'une extraordinaire fécondité; dans le sud, il est surtout naisseur. Dans le nord et particulièrement dans le Léon, il élève d'une façon particulière les postiers de commerce qu'il répand un peu partout. Par suite du manque d'homogénéité actuel, la remonte n'achète pas encore en Bretagne tout ce qu'elle devrait y acheter; mais les progrès sont très marqués dans le type artilleur. Les présentations de Landivisiau, Landerneau, Morlaix, Saint-Pol-de-Léon, dans le nord; de Rosporden, dans le sud, sont excessivement nombreuses et intéressantes.

Les caractéristiques du cheval du dépôt de Guingamp sont : la rusticité, l'endurance, pour toutes les races, et chez celles de trait une docilité et une aptitude merveilleuses.

Le *dépôt d'Angers* exploite la Loire-Inférieure qu'il met à contribution avec le Maine-et-Loire, l'Indre-et-Loire et le Loir-et-Cher. Ces deux derniers départements sont sans intérêt. Naisseur et éleveur, mais plutôt naisseur, le Maine-et-Loire fournit un contingent plein de qualité, mais trop restreint par suite de procédés d'élevage très insuffisants.

La Loire-Inférieure est une pépinière remarquable de chevaux de remonte, grâce surtout aux excellents procédés d'élevage des éleveurs de la Basse-Loire. Au nord de la Loire, on fait plutôt naître; au sud, on élève de préférence. L'élevage s'approvisionne en majorité par la production de la Vendée.

Le *dépôt de Fontenay* exploite la Vendée et les Deux-Sèvres. Ce dernier département s'est depuis quelque temps consacré au trait (Bocage et Gâtine), puis au mulet (environs de Niort et de Melle). Il y a cependant, dans la région de Saint-Maixent, des éleveurs importants qui travaillent pour les Haras.

Un certain nombre de poulains présentés à l'Administration des haras et même aux remontes sont importés du Centre et du Midi.

Essentiellement naisseur, principalement dans la partie du nord appelée marais Breton (vers Saint-Gervais, Challans), le département de la Vendée renferme encore de bons élevages autour de La Roche-sur-Yon, au pays de Talmont, dans le marais poitevin, vers Luçon, sur les confins de la Plaine, à Nalliers.

Dans le Bocage, l'élevage est moins avancé.

La Plaine s'adonne beaucoup à l'élevage du mulet.

La Vendée doit arriver à donner plus qu'elle ne donne, car sa production est bien le type demandé par la Remonte.

Le *dépôt de Saint-Jean-d'Angély* puise son contingent dans la Vienne, dans la Charente et dans la Charente-Inférieure.

La Vienne offre un élevage peu intéressant, sauf vers

Montmorillon et La Trémoille où naît et s'élève, trop pauvrement malheureusement, une race très imprégnée de sang. Le sud du département, vers Civray, s'adonne au mulet.

Dans la Charente, un élevage réduit, comme nombre et comme modèle, se rencontre sur les confins de la Dordogne. Le mulet prospère à Ruffec. Sur la frontière de la Charente-Inférieure (au pays des vignes), on rencontre des artilleurs utiles, importés comme poulains.

C'est la Charente-Inférieure, et particulièrement le marais de Rochefort, qui constitue le centre principal de l'élevage charentais. La remonte trouve dans cette région beaucoup de chevaux de cavalerie et un grand nombre d'artilleurs.

Dans ces trois derniers dépôts, en dehors du cheval du Maine-et-Loire qui est très particulier dans son modèle et dans sa trempe, on est en présence du vendéen charentais. Administrativement, le vendéen charentais est le demi-sang, autre que le breton, né et élevé dans le 3º arrondissement de l'Inspection générale des Haras. En fait, c'est un dérivé de l'étalon anglo-normand, mais qui, tout en subissant les mêmes fluctuations, a acquis, grâce à ses poulinières et à son terroir, grâce aussi à des croisements heureusement pratiqués, un modèle assez caractérisé.

En Vendée et en Loire-Inférieure, des unions très réussies avec le pur sang ont répandu un type de chevaux de cavalerie justement apprécié.

Dans les Charentes, il n'y a pas eu le même affinement. Des allégements un peu brusques ont vite ramené les éleveurs au culte de leur ancienne race, profonde et fortement charpentée. Moins élégante pour le moment, souvent même heurtée, mais très importante, cette race même des Charentes, donne peu de déchet et permet au dépôt de Saint-Jean-d'Angély, de fournir un contingent relativement nombreux et très satisfaisant en cuirassiers, dragons et artilleurs.

Ce dépôt est le seul de la circonscription qui fournisse un contingent de cavalerie légère en utilisant les chevaux de la Vienne et de la Charente cités plus haut.

II. — *Circonscription de remonte de Tarbes.*

Cette circonscription fournit, ainsi qu'il a été dit plus haut, presque tout l'effectif de la cavalerie légère et un quart environ des régiments de dragons. Les animaux qui proviennent de cette région, issus de l'arabe et de ses dérivés, ont une endurance exceptionnelle et une très grande sobriété.

La plaine de Tarbes est surtout pays de production : les juments y ont plus d'origine et d'espèce que partout ailleurs. Les pâturages sont très favorables à la production du lait pour les mères, aussi est-ce au dépôt d'étalons de Tarbes que se trouvent à juste titre les meilleurs reproducteurs. En revanche, le sol, qui manque de calcaire et de phosphates, est peu propice à l'élevage, et les animaux nés et élevés dans la plaine de Tarbes, s'ils ont du sang, ont un squelette réduit et des membres légers. Manquant de volume et d'ossature, ils n'ont pas toujours un poids en rapport avec celui qu'ils sont appelés à porter dans le rang.

Les Basses-Pyrénées et les Landes sont à la fois pays de production et d'élevage. Si les animaux de cette région ont généralement moins de distinction et d'espèce que ceux de Tarbes, ils ont, par contre, plus de charpente.

Le Gers, le Lot-et-Garonne et les rives de la Garonne sont, par la nature de leur sol, plus aptes à l'élevage qu'à la reproduction. Les poulains achetés dans les Basses et les Hautes-Pyrénées, élevés dans ces contrées calcaires, s'y développent et, tout en conservant leur noblesse, acquièrent une taille et une ossature très supérieures à celles qu'ils auraient obtenues en restant dans leur pays d'origine. Le cheval de région pyrénéenne est en général bien équilibré pour la selle, il a un bon dessus, la poitrine profonde, les épaules longues, l'humérus très descendu, mais les hanches manquent parfois de longueur, ce qui donne des croupes courtes et rondes, les jarrets sont souvent coudés et clos, les tendons sont secs et bien trempés, les pieds sont bons.

Le cheval de la Creuse et de la Haute-Vienne possède en général les mêmes qualités, les mêmes défauts, avec un peu plus de noblesse et de distinction pour la Haute-Vienne par rapport à la Creuse, dont le sol donne par contre plus d'os et de sérieux.

Le cheval d'Aurillac est plus commun et moins bien suivi, mais fournit quelques remarquables troupiers.

III. — *Dépôt de remonte de Mâcon.*

Le dépôt de remonte de Mâcon explore les départements de Saône-et-Loire, de l'Allier, de l'Ain, de la Nièvre, de la Savoie, de la Haute-Savoie, de l'Isère, du Jura et de la Côte-d'Or.

Ces cinq derniers départements n'offrent qu'un très faible intérêt pour la remonte, et c'est des quatre autres que le dépôt tire son contingent.

Saône-et-Loire. — La population chevaline de ce département est peu dense, l'élevage y est morcelé, mais le type indigène est excellent, son squelette est généralement très accusé, sa poitrine profonde, il a des hanches saillantes, de bonnes articulations et de bonnes allures. Le croisement avec le pur sang y est très en honneur et la nature du sol, conservant aux chevaux un développement squelettique accusé, leur donne un cachet très particulier et très apprécié.

Actuellement, le cheval de demi-sang est produit dans le centre et l'ouest du département (arrondissement de Charolles, d'Autun et partie occidentale des arrondissements de Mâcon et de Chalon). Le reste du département s'adonne à l'élevage du cheval de gros trait.

La partie nord de la région d'élevage du demi-sang, vers Joncy, La Guiche, Mont-Saint-Vincent, Blanzy, est granitique, l'herbe y est fine et substantielle. Les poulinières sont plus avancées dans le sang que dans le reste du département, leurs produits ont de la silhouette et de la trempe; c'est le centre de production des meilleurs chevaux de dragons.

La partie sud de cette région, vers Cluny, Paray-le-Monial, Charolles, possède un terrain riche en calcaire et phosphates, les sujets produits sont plus importants; cette région est l'une de celles de France où se trouvent réunis les meilleurs éléments pour faire le cheval de selle de poids lourds. Malheureusement, dans cette région, quelques éleveurs consacrent encore leurs meilleures poulinières à la production de trotteurs d'hippodromes.

La vallée même de la Loire, qui limite à l'ouest le département, est moins franchement orientée vers la production du cheval de demi-sang et consacre ses riches herbages à l'élevage plus rémunérateur du bœuf.

L'Allier est un pays d'élevage assez disséminé; il comprend deux régions bien distinctes : la région nord-est du département (Moulins, Dompierre) a des poulinières d'un modèle peu homogène, les meilleures sont consacrées à la production du trotteur. La partie sud-est du département possède des poulinières d'un modèle plus homogène, un peu courtes de lignes, mais bien de selle et se rapprochant de l'ancien type bourbonnais. La plus grande partie de leurs produits est achetée au sevrage par des marchands de la Creuse et de la Haute-Vienne; néanmoins, la Remonte fait chaque année, dans l'Allier, des achats assez importants.

L'Ain, pays de production chevaline assez intense, ne possède malheureusement que des pâturages de qualité médiocre, ce qui force à rentrer les animaux pendant une partie de l'année. L'élevage du cheval de demi-sang est surtout important dans une partie de l'arrondissement de Bourg.

Le cheval de l'Ain a généralement de la qualité; bien sorti devant, bien tendu, il accuse de la trempe et marche bien, mais il est souvent plat et critiquable dans ses aplombs. C'est, au point de vue de la Remonte, un dragon ou alors un attelage léger. L'élevage de l'Ain est en voie de grand progrès; les éleveurs qui ont amélioré leurs prairies ont obtenu des résultats très appréciables, néanmoins, certains d'entre eux préfèrent exporter un grand nombre de leurs poulains dans l'Allier, la Loire et Saône-et-Loire. Ceux-ci acquièrent, sur des pâturages plus riches, un squelette et une importance que ne peuvent leur donner les prairies acides de leur pays d'origine.

La Nièvre. — L'ancien cheval de la Nièvre était le bidet de race morvandelle, dont l'endurance et la trempe étaient légendaires.

L'infusion du sang normand a complètement ruiné l'indigénat. Depuis, la plus grande partie du département a évolué vers la production du cheval de gros trait noir. Il est regrettable que la Nièvre, avec ses magnifiques prairies, riches en calcaire et en phosphates, ne cherche pas à produire le cheval de selle pour gros poids, qu'elle pourrait très bien réussir. Quelques éleveurs s'adonnent à la production du trotteur.

La région de Cercy-la-Tour, Saint-Pierre-le-Moutiers, Sainte-Parize, le Châtel, Nevers, est celle où l'éleveur continue à travailler pour la Remonte. Le demi-sang nivernais, élevé comme en Charollais, est bien sorti par devant, avec de l'os, de la substance, de bons aplombs et de la taille.

IV. — *Dépôt de remonte de Faverney.*

(Haute-Saône, Doubs, territoire de Belfort, Vosges, Meuse, Meurthe-et-Moselle, Marne, Haute-Marne, Ardennes.)

La population chevaline est considérable sur l'ensemble du territoire exploré par le dépôt de Faverney : plus de 90.000 juments y sont consacrées à la reproduction. Elle est d'ailleurs très inégalement répartie dans les neuf départements visités par le dépôt : extrêmement dense dans la Meurthe-et-Moselle et les Ardennes, elle l'est moins dans la Haute-Marne, la Meuse et les Vosges; elle est sensiblement plus faible dans le Doubs, la Haute-Saône et surtout la Marne; et elle est insignifiante sur le territoire de Belfort.

Elle se compose en majeure partie de chevaux de trait, plus des neuf dixièmes des juments consacrées à la reproduction étant livrées à l'étalon de trait.

La grande majorité de ces étalons de trait est de race ardennaise.

L'ancienne race ardennaise telle qu'elle existait, dans un type bien défini, avant la Révolution, a complètement disparu.

A la suite de croisements trop nombreux et trop variés qui avaient rendu la population chevaline tout à fait hétérogène, on s'est adressé, comme améliorateur, à l'ardennais belge qui a commencé à apporter quelque homogénéité dans le type.

Puis, ce cheval mal sélectionné, évoluant vers une hypermétrie de plus en plus accentuée, a été croisé fréquemment, pour atteindre ce dernier but, avec le flamand qui n'a aucune affinité zootechnique avec lui. Les influences bienfaisantes du sol et du climat ont heureusement permis de modifier progressivement le type en lui rendant quelque qualité, et l'ardennais français commence à se rencontrer actuellement avec des caractères distinctifs qui permettront sans doute de le faire progresser de façon continue par sélection indigène.

Il se fixe d'ailleurs dans deux formats différents, l'un de trait lourd, l'autre dit de trait léger.

Chez ce dernier, la taille oscille étroitement autour de 1^m,56 : il est épais, trapu, bien ouvert aux deux bouts, abondamment garni de muscles dans tous ses quartiers. La tête est expressive. L'encolure greffée haut et rouée, courte, massive, large à son extrémité presque autant qu'à sa base. Le garrot est noyé, le dos ensellé, la poitrine bien descendue, la côte arrondie, la croupe haute, abattue, souvent double et très forte.

Les membres sont généralement volumineux, mais les jarrets sont gras et rapprochés, les genoux sont renvoyés, les appuis antérieurs défectueux, les pieds de mauvaise nature.

Ces chevaux trottent avec assez de geste par devant, mais l'allure exagérément lourde manque de justesse et les jarrets ne bougent pas.

La jumenterie, qui est forcément encore bien peu sélectionnée, manque totalement d'homogénéité; elle porte la trace des hérédités diverses qui lui ont été transmises à travers mille aventures. Il est bien difficile de démêler avec quelque précision ces diverses hérédités; il faut cependant accorder une mention spéciale à l'influence de l'ancienne race lorraine. « Elle rappelait étrangement — dit Gayot — l'ardennais d'avant la Révolution. » Courts de lignes, abattus derrière, mal faits dans l'épaule, les petits chevaux lorrains sont encore très développés dans leur squelette, remarquables dans leur profondeur de poitrine, sérieusement outillés, bien trempés et vraiment très actifs. Ils sont d'ailleurs destinés à disparaître, ou tout au moins à évoluer vers un type à la fois plus suivi et plus important : puisse leur qualité subsister !

Les départements de la Marne, la Haute-Marne, la Meuse et les Ardennes sont entièrement acquis à l'ardennais de trait lourd. L'ardennais de trait léger se trouve dans la Meurthe-et-Moselle et les Vosges. Dans le Doubs et la Haute-Saône, la production du cheval de trait est absolument hétérogène : ardennais belges, percherons, nivernais, bretons même y voisinent et se mélangent en des variations désordonnées.

Disséminés dans la masse des chevaux de trait, subsistent quelques petits centres où se pratique l'élevage du cheval de demi-sang : dans la Haute-Saône, ce sont les arrondissements de Gray et de Vesoul; dans les Vosges, le pays de Rambervillers; dans la Haute-Marne, le Bassigny. Mais, dans les Vosges comme dans la Haute-Saône, les étalons sont de qualité inférieure, la jumenterie est beaucoup trop allégée, de sorte que les chevaux de demi-sang y sont trop généralement plats, haut de terre, médiocrement orientés, mal ajustés par devant, de plus, souvent ruinés prématurément par les travaux agricoles auxquels ils sont employés et pour lesquels ils ne sont pas faits.

Dans la riche région du Bassigny, l'élevage du demi-sang décroît d'année en année pour faire place à l'élevage du cheval de gros trait et à l'embouche du bœuf qui y sont particulièrement rémunérateurs.

V. — *Dépôt de remonte de Paris (Montrouge).*

Le dépôt de remonte de Paris joue un rôle très particulier dans le service général des remontes.

Sa situation géographique ne lui permet pas d'exploiter, comme les autres dépôts, une région spéciale d'élevage. Il explore cependant treize départements qui, par ordre d'importance pour le recrutement des jeunes chevaux, sont : la Seine-Inférieure, l'Eure, l'Aisne, l'Oise, le Pas-de-Calais, la Seine-et-Oise, le Nord, la Somme, le Loiret, la Seine-et-Marne, la Seine. Ces départements, limitrophes pour la plupart d'importants pays de production (Normandie, Ardennes, Boulonnais), offrent, en particulier pour l'artillerie, certaines ressources que la Remonte cultive soigneusement.

Mais l'intérêt du dépôt de Paris réside surtout dans les achats très importants qu'il fait en chevaux d'âge et en chevaux de pur sang.

Les *chevaux d'âge* (de 5 à 8 ans) sont fournis en grande partie par les marchands de Paris. Ces acquisitions sont d'une nature particulièrement délicate, les marchands de chevaux étant passés maîtres dans l'*art de la présentation.*

Mais, si certains animaux de cette provenance présentent parfois des difficultés de caractère, la plupart sont des chevaux excellents, avoinés, en travail et dont le seul défaut est de n'avoir pas subi un dressage suffisant.

Pur sang. — La proximité de Chantilly et de Maisons-Lafitte, les rapports fréquents avec les propriétaires et les entraîneurs, rendent faciles au dépôt de Paris les acquisitions de chevaux de pur sang qui ont pris depuis quelques années une grande extension dans l'armée.

Echelonnés pendant toute l'année, ces achats atteignent toute leur intensité à l'issue de la saison des courses (novembre et décembre) et après les débuts des deux ans (juillet). L'autorisation (1913) d'acheter dès le printemps des poulains de deux ans paraît de nature à faciliter encore cette remonte particulièrement intéressante.

Le dépôt de Paris reçoit également des commandes importantes destinées à combler en chevaux d'âge les déficits de certaines unités, ou bien à satisfaire aux besoins imprévus des expéditions coloniales. L'élasticité du marché de Paris permet de répondre à ces commandes, d'une façon presque illimitée.

Montrouge fournit enfin un nombreux contingent de chevaux pour la remonte des officiers généraux.

Une école de dressage est annexée au dépôt et un personnel spécial est chargé de la mise au point de cette catégorie de chevaux.

PRODUCTION DU MULET.

Le mulet est issu du croisement de la jument avec le baudet. Le croisement inverse — ânesse avec cheval — produit le bardot; il est peu employé, le bardot étant très inférieur au mulet.

Produit hybride, le mulet ne peut se reproduire : l'accouplement du mulet et de la mule est stérile. L'élevage mulassier exige donc deux autres élevages spéciaux, celui de la jument mulassière et celui du baudet; cette complication limite beaucoup l'élevage mulassier qui est très rémunérateur : il est difficile de trouver un sol qui convienne à la fois au cheval, à l'âne et au mulet, et la quantité d'ascendants nécessaire pour faire un mulet oblige les éleveurs à se grouper entre eux. On ne trouve d'élevage mulassier que dans certaines régions nettement limitées, et dans ces régions, la production est très dense. La France tient la tête de l'élevage mulassier, comme nombre et comme qualité, l'Espagne, l'Italie et l'Allemagne font des achats très importants sur nos marchés. Notre principal centre de production est le Poitou (région qui s'étend de Fontenay-le-Comte à Civray) en passant par Niort, Melle, Ruffec. On trouve aussi des mulets dans les départements du Sud-Est : Alpes, Savoie, Drôme, Vaucluse, Ardèche et dans les départements du Sud-Ouest : Pyrénées, Gers, Tarn-et-Garonne.

Le Poitou fait naître en abondance, élève et exporte, il n'importe jamais. C'est au Poitou que les autres régions demandent la presque totalité des baudets étalons et un grand nombre de jeunes muletons qu'elles achèvent d'élever.

La race du Poitou comprend tous les types : mulets de gros trait, mulets de trait léger, mulets de bât. Elle doit sa prospérité à la nature du sol et à une sélection très ancienne des juments et des baudets. La production est vendue soit à 6 mois, soit à 3 ans 1/2, après dressage.

Les départements du Sud-Est font peu naître; les mulets nés dans les Alpes et dans la Savoie restent petits, mais ils sont justement renommés pour leur endurance et leur adresse dans la montagne. Dès l'âge de 6 mois ils sont enlevés par le commerce espagnol et italien.

Les départements du Sud-Ouest font beaucoup naître et élèvent peu, toute la production s'écoule à l'âge de 6 mois. Le mulet du Midi, issu de juments de sang, parfois même de pur sang, a un type particulier plein d'élégance et de légèreté. Il est très recherché par l'Espagne.

SERVICE DES REMONTES EN ALGÉRIE.

Le Service des Haras et le Service des Remontes sont réunis en Algérie sous la direction d'un lieutenant-colonel dépendant lui-même de l'Inspecteur général des Remontes.

Chaque dépôt de remonte est en même temps dépôt d'étalons. Les étalons sont de la race arabe, barbe ou arabe-barbe.

Les dépôts de remonte et d'étalons sont situés à Tébourba (Tunisie), Constantine, Blida et Mostaganem. A ces dépôts, sont rattachées un certain nombre de succursales ou d'annexes et des stations de monte dans lesquelles les étalons sont répartis pendant la saison.

Il y a de plus une jumenterie à Tiaret.

Le nombre des étalons en service est d'environ 840.

Les chevaux de l'Afrique du Nord sont en majorité de race barbe ou arabe-barbe, avec une proportion variable de sang arabe pur. Il existe d'ailleurs peu de chevaux arabes purs dans l'Afrique du Nord. Les meilleurs étalons de cette race qu'on y trouve sont généralement importés d'Orient (plateaux d'Arabie). Le Service des Haras s'efforce d'améliorer la race par deux procédés : infusion de sang arabe pur, sélection des étalons barbes ou arabes-barbes.

Le cheval *arabe pur*, quoique généralement petit et très compact, a de l'étendue générale et les rayons bien dirigés. Il a la tête expressive, l'encolure bien sortie, les tissus très fins, les membres très trempés.

Le *cheval barbe*, fruit d'une longue sélection pour le service de guerre (transport sur de grands parcours d'un cavalier avec ses armes et ses vivres). est remarquable par la puissance de son dessus, la profondeur et l'ampleur de sa poitrine, la force de ses membres. Il a l'encolure un peu chargée, la tête souvent busquée et manquant un peu d'expression, la croupe ronde et abattue, les jarrets clos.

L'*arabe-barbe* réunit à des degrés variables les caractéristiques de ces deux races.

L'influence du sol et les sélections particulières recherchées dans certaines régions ou à différentes époques, ont contribué à apporter certaines diversités dans l'ensemble de la population chevaline.

C'est ainsi que, d'une façon générale, les chevaux de Tunisie sont assez grands et osseux, mais moins bien suivis que ceux de l'Algérie, dont ils n'ont pas la qualité. Les chevaux de la province de Constantine sont grands, osseux, avec de belles avant-mains, mais pèchent par la forme de leur croupe, abattue et ronde, et par la coupe de leurs jarrets.

Les chevaux de la province d'Alger sont de taille moyenne, assez élégants, se rapprochant plus de l'arabe par leur silhouette, mais moins fournis dans les dessous.

Les chevaux de la province d'Oran sont de petite taille, très suivis, assez doublés, bien noués dans leurs articulations, bien appuyés. On peut leur reprocher de manquer quelquefois de distinction, mais ils sont d'une réelle qualité.

Il est créé au Maroc un service de Haras et de Remonte analogue à celui de l'Algérie. Les premiers étalons de ce service, de race arabe et arabe-barbe, ont été importés d'Algérie.

Les *chevaux du Maroc* se rapprochent du barbe, mais avec moins de distinction et de sang, plus de gros et souvent plus de taille, au total moins de qualité.

Il est vraisemblable que la race s'y ressent des influences de sang européen qui y ont été opérées à une époque déjà ancienne (xvii° siècle).

CINQUIEME PARTIE.

SOINS PRATIQUES A DONNER
AUX CHEVAUX MALADES OU BLESSÉS.

Il est utile que ceux qui, dans l'armée, sont chargés de la surveillance des chevaux et d'en gouverner un certain nombre, puissent, quand ils sont privés du secours du vétérinaire, ou en attendant l'arrivée de celui-ci, distinguer l'état de santé de l'état de maladie, donner aux malades et aux blessés les soins les plus urgents, reconnaître enfin les maladies transmissibles aux autres chevaux et à l'homme lui-même.

L'initiative d'un traitement à appliquer est toujours prise, en garnison, par le service vétérinaire, bien organisé et assuré en toutes circonstances; mais, en route, aux manœuvres ou en campagne, où l'on ne dispose souvent que de *moyens de fortune*, les conseils qui suivent peuvent être mis à profit.

Les gradés et cavaliers devront surtout se garder, par une intervention inopportune, de retarder ou même de compromettre une guérison complète et prompte.

CHAPITRE XXXVII.

ÉTAT DE SANTÉ. — ÉTAT DE MALADIE.

Chez le *cheval en santé*, l'œil est vif, la tête et les oreilles mobiles, l'attention facilement éveillée, l'attitude et les mouvements aisés, la bouche fraîche, la membrane de l'œil rosée, l'appétit satisfaisant, les crottins abondants, gros et moulés, la respiration calme, le rein souple.

Chez le *cheval malade*, une ou plusieurs fonctions sont troublées; l'animal est indifférent, triste, à bout de longe et boude sur sa ration; il est *mou au travail*.

Dans la plupart des cas de maladies graves, l'œil est rouge, la bouche sèche et chaude, la respiration accélérée. Les naseaux peuvent être souillés de jetage ou de sang.

Le cheval se laisse traîner et parfois titube.

Un thermomètre, introduit dans le rectum, accuse la fièvre et une température toujours supérieure à 38°,5.

Les *chevaux blessés* peuvent l'être en divers points du corps et de diverses façons qui seront examinées.

Soins pratiques. — Le cheval reconnu *malade* est retiré du rang, mis à part dans un coin de l'écurie, abrité sous un hangar ou sous un arbre, muni d'une couverture si les circonstances atmosphériques l'exigent. S'il est en sueur, il est bouchonné légèrement jusqu'à ce qu'il soit sec; s'il frissonne, il est bouchonné vigoureusement et réchauffé par l'interposition d'une couche de paille ou de foin sous la couverture.

La conduite à tenir est ensuite variable avec la localisation du mal.

CHAPITRE XXXVIII.

MALADIES DES DIVERS APPAREILS.

Appareil digestif. — Si le cheval manque seulement d'appétit, on met à sa disposition les aliments qu'il préfère : foin le meilleur, paille fraîche avec ses épis, barbotage de son et farine d'orge, fourrage vert, carottes, etc., et l'on s'assure qu'il n'existe pas de blessure de la bouche ou d'irrégularités dentaires (pointes des molaires).

Il faut éviter surtout les badigeonnages irritants pour la muqueuse de la bouche et du palais.

Le cheval peut avoir des difficultés à avaler par suite de *mal de gorge;* il présente alors une toux grasse, il tend le cou; les aliments et surtout les boissons lui reviennent par le nez.

Il est indiqué de tenir le malade chaudement, de faire sur la gorge et jusqu'à la base des oreilles, des frictions de vinaigre chaud, de nettoyer plusieurs fois par jour les naseaux avec de l'eau très propre et de préférence bouillie, mais sans jamais se servir de l'éponge, de mettre un peu de mélasse dans les boissons, données de préférence tièdes.

Si, poussé par la gourmandise, le cheval avale un corps étranger qui s'arrête dans l'œsophage, il manifeste immédiatement une grande angoisse et sa bouche s'emplit d'une salive mousseuse très abondante.

L'indication est de lui donner de l'huile, à la bouteille et par petites quantités à la fois, la valeur d'un verre. Quand le corps étranger est un fruit, il se ramollit généralement et est dégluti.

Les maladies de l'*estomac* et celles de l'*intestin* se traduisent presque toutes par des *coliques* plus ou moins fortes.

Les chevaux qui ont des coliques présentent une agitation inaccoutumée, grattent le sol, se regardent le flanc, se couchent et se relèvent sans cesse; leurs flancs se ballonnent; leurs déjections (crottins) sont rares ou au contraire très abondantes et molles.

Le cheval atteint de coliques doit être sorti de son intervalle et mis autant que possible en liberté sur un terrain meuble dans un large espace ou tenu à l'extrémité d'une longue longe (une corde à fourrage).

Après avoir été bouchonné longuement et vigoureusement, il est couvert jusque sous le ventre.

Si les crottins sont rares, on lui administre un véritable lavage rectal (7 à 8 litres), avec de l'eau de savon, de l'eau de mauve ou de guimauve, soit à l'aide d'une seringue, soit mieux à l'aide d'un entonnoir muni d'un caoutchouc que l'on introduit dans le rectum, soit enfin à l'aide de l'appareil dit « pulvérisateur » dont on se sert dans les pays vignobles.

Si les douleurs se sont déclarées longtemps après le repas, on peut administrer au malade, à la seringue ou avec une bouteille (dont on a garni le goulot d'un linge), une infusion aromatique chaude de tilleul, de camomille, de thé ou de café; un peu de vin chaud.

Dans le cas de diarrhée, il est indiqué de mettre l'animal au régime sec, de diminuer la quantité de boissons et de fractionner la ration.

La promenade forcée à laquelle on a l'habitude de soumettre les chevaux atteints de coliques est en tout cas un usage barbare qui n'aide en rien à la guérison du malade.

Appareil respiratoire. — Les maladies de cet appareil se manifestent presque toujours par de la *toux*, tantôt sèche et quinteuse, tantôt petite et avortée et par une accélération persistante de la respiration (au delà de 20 mouvements respiratoires).

Les indications générales en cas d'affections respiratoires sont les suivantes : donner de l'air au cheval en le garantissant du froid ou le soustraire aux rayons trop brûlants du soleil, faire sur la gorge et sur les côtés de la poitrine des applications de moutarde (cataplasme sinapisé), de vinaigre chaud; favoriser les fonctions de la peau par un pansage rapide; soutenir les forces du malade par une alimentation choisie et variée (fourrages verts, carottes, sucre, LAIT); augmenter l'émission d'urine par des boissons abondantes dans lesquelles on dissout une petite quantité de sel de nitre (une petite cuillerée à bouche), du bicarbonate de soude.

A la suite d'une course prolongée et rapide, d'un galop vite, le cheval est parfois atteint de *coup de chaleur*.

Cette affection se manifeste par une accélération subite de la respiration et un mouvement saccadé de la poitrine (toc), des sueurs profuses, quelquefois du saignement de nez; s'il n'est pas arrêté à temps, l'animal titube et no tarde pas à tomber pour mourir en quelques instants.

Le cavalier ou le conducteur attentifs sont toujours prévenus de ce qui va arriver; pour l'éviter, dès qu'ils sentent le cheval faiblir, ils doivent l'arrêter, le desseller ou le sortir des traits, l'isoler à l'ombre, le bouchonner légèrement et longuement, lui faire boire si possible quelques gorgées et lui jeter sur la tête, sur les membres et même sur tout le corps, de l'eau fraîche.

Les chevaux peuvent être *surmenés*, soit à l'occasion d'un travail ordinaire, s'ils manquent d'entraînement, soit à l'occasion d'un travail forcé ou trop prolongé. Ils se montrent raides dans leurs allures et boudent sur leur ration; les masses musculaires de la croupe durcissent et gonflent.

Il est indiqué de procurer à ces chevaux une litière abondante sur laquelle ils puissent se reposer.

Enfin, les chevaux peuvent être *fourbus*, c'est-à-dire présenter une congestion violente des pieds antérieurs et même postérieurs.

Ils affectent alors une démarche gênée, les sabots sont chauds et douloureux.

Les bains de pied prolongés dans l'eau courante, les bains de pied chauds à l'écurie, alternant avec de courtes promenades sont indiqués dans ce cas.

La *saignée* peut être utile au début de toutes les maladies graves, mais elle n'est pas de la compétence du cavalier.

S'il paraissait absolument nécessaire de saigner quand même, on pourrait, à l'aide d'un instrument bien tranchant, sectionner le tronçon de la queue par en dessous. Pour arrêter l'hémorragie, parfois inquiétante, il faudrait mettre un lien au-dessus de la blessure et brûler cette blessure au fer rouge.

On peut sans inconvénient retirer à un cheval de taille moyenne quatre à cinq litres de sang environ.

Affections des membres. — D'une manière générale, les affections douloureuses des membres se traduisent par une *boiterie*.

Lorsque le cheval est boiteux, le premier devoir du cavalier est de mettre pied à terre et de chercher à se rendre compte s'il n'existe pas de blessure apparente, un corps étranger retenu sous le pied : clou de rue, tacot, caillou, motte de terre.

S'il ne remarque rien d'anormal du côté du pied, il explore par la vue et par le toucher toutes les régions du membre en commençant par le bas, et cherche à découvrir un point *déformé, chaud ou sensible.*

En dehors des accidents dus à la ferrure et auxquels les maréchaux ferrants militaires savent remédier, l'attention du cavalier doit être attirée sur le gonflement des

articulations, sur les déformations de la région des tendons, sur la présence de points douloureux à la face interne des boulets et des canons.

Des *bains d'eau courante* et parfaitement propre, des
bains d'eau chaude dans un seau à l'écurie, des *affusions
froides ou chaudes* suivies de massages, des *enveloppe-
ments chauds et secs*, si l'on dispose de matériaux suffisants (coton, ouate de tourbe, laine, feutre...), peuvent
aider à la disparition des lésions et des boiteries qu'elles
provoquent.

CHAPITRE XXXIX.

BLESSURES DIVERSES.

Chevaux blessés. — Les blessures récentes s'accompagnent quelquefois d'hémorragie, c'est-à-dire d'un écoulement de sang plus ou moins abondant.

Beaucoup d'hémorragies, inquiétantes à première vue,
s'arrêtent d'elles-mêmes et il vaut souvent mieux laisser
saigner une plaie quelques instants que de la souiller de
liquides malpropres ou d'ingrédients susceptibles de retarder sa cicatrisation.

Si l'écoulement de sang est abondant et continu, on
peut entourer la région d'un bandage temporaire bien
serré par un ou plusieurs mouchoirs, par une ceinture,
en ayant soin de ne pas interrompre trop longtemps et
trop complètement la circulation générale dans un membre.

Si la blessure qui saigne est petite, on peut en réunir
les lèvres avec une épingle et nouer autour un fil de cou-
turière, quelques crins réunis.

Si un vaisseau artériel est sectionné, le sang jaillit par
saccades; il faut mettre alors deux liens, l'un au-dessus,
l'autre au-dessous de la plaie.

En principe, toute plaie doit être traitée avec le souci
constant de la propreté: elle ne doit être lavée qu'avec de
l'eau parfaitement limpide, de préférence bouillie et
chaude, parfois rendue antiseptique par l'addition de
substances dont le maniement est sans danger (crésyl ou
substances similaires, acide phénique dilué, sulfate de
cuivre, alcool, qu'on trouve dans les pharmacies de fortune), puis protégée à l'aide d'une poudre fine ou d'un
pansement sommaire. Si l'accident est survenu en route,
un badigeonnage de la blessure à l'aide de *teinture
d'iode* après un simple essuyage de la plaie vaut mieux
qu'un lavage inopportun.

À l'étape, le cheval reçoit les soins que comporte son
état.

Variétés de blessures. — *Coups de pied*. — Quelle que soit la région où porte le coup de pied (épaule, face interne de la jambe, face interne de l'avant-bras, coude, grasset, jarret, canon), il est toujours bon d'arrêter le travail après désinfection de la blessure (badigeonnage iodé de préférence), faire tout autour une friction vésicante légère que l'on peut au besoin renouveler.

Pour cette friction, on peut utiliser les préparations vésicantes réglementaires ou à défaut un mélange d'huile et d'ammoniaque, un peu d'essence de térébenthine.

Des massages répétés des régions touchées, facilités par des poudres comme le talc, la farine, suffisent parfois pour obtenir la guérison rapide des coups de pied.

Pour l'application d'un vésicatoire, il faut tondre les poils, enduire la région tondue et la frotter pendant deux ou trois minutes.

Embarrures. — Elles déterminent des plaies ordinairement superficielles qui sont traitées par des lavages à l'eau bouillie ou crésylée et par des applications de poudres absorbantes : charbon de bois finement pulvérisé, poudre de tan, plâtre, poudre de gentiane, amidon.

Si les traumatismes peuvent être protégés par des pansements et si l'on dispose de matériaux suffisants, un enveloppement complet est toujours avantageux.

Chevaux couronnés. — Faire la toilette de la région en tondant aux ciseaux les abords de la plaie, doucher superficiellement le membre demi-fléchi pour débarrasser la blessure de la terre qui la souille; s'abstenir de toute exploration avec le doigt ou un instrument quelconque; faire un badigeonnage iodé et appliquer une poudre absorbante si la blessure est de peu d'importance, un large enveloppement si la plaie est anfractueuse et profonde.

Le pansement, confectionné avec les matériaux dont on dispose (coton, charpie, étoupes, vieux linge), est imbibé d'eau bouillie.

Il est difficile de faire suivre en route un cheval gravement couronné.

Les *crevasses* apparaissent aux plis de flexion, aux paturons, au pli du genou ou du jarret. Elles compliquent parfois les *prises de longe*, mais elles sont plus ordinairement le résultat d'une toilette maladroite et de soins mal entendus (douches prolongées), du séjour des chevaux sur une litière malpropre, du travail dans un terrain boueux, des passages de cours d'eau dans certaines régions crayeuses, de l'action piquante des ajoncs et des chaumes.

La première indication du traitement des crevasses est autant que possible la suppression de la cause.

A la rentrée du travail, les paturons ben séchés sont poudrés (amidon, talc, fécule). Si les plaies sont profondes et étendues, il est bon d'entourer la région d'un pansement occlusif, même pour le travail. Le pansement, commençant au-dessus du boulet, doit descendre jusque sur les talons du pied.

Le traitement qui vient d'être indiqué s'applique à la *prise de longe*, ordinairement très douloureuse et qu'il est souvent difficile de guérir en route. L'évacuation du blessé s'impose.

Les *atteintes* aux talons, à la couronne, au bourrelet, ne font généralement pas boiter longtemps. Leur traitement consiste à couper les parties décollées et à protéger la blessure par un pansement sommaire. Celles qui portent sur les *tendons* et qui sont très douloureuses sont toujours très lentes à guérir; évacuation nécessaire.

Le *clou de rue* se manifeste par une boiterie subite et ordinairement très forte. Le clou ou le tacot (morceau de bruyère implanté dans la sole ou la fourchette et qui se casse au ras de leur surface) doit être immédiatement enlevé et la région cornée où il a porté amincie et dégagée par le maréchal. On laisse couler dans le trou un peu de teinture d'iode, d'essence de térébenthine, d'alcool, de crésyl, de goudron de bois, et l'on fait protéger la sole à l'aide d'une plaque. A l'étape, et si la boiterie est forte, on peut donner des bains, prolongés durant plusieurs heures, d'eau cuivrée (50 grammes de vitriol bleu dans un seau de 10 litres), mais il faut s'abstenir absolument de faire pénétrer le cheval dans une mare ou un étang boueux.

Les blessures du pied par clou de rue ou tacot sont tellement graves que le cavalier ne doit jamais négliger, après un travail sur un terrain boisé, de regarder sous les pieds de son cheval.

Règle générale, les bains dans une eau de propreté douteuse sont fâcheux pour tous les chevaux atteints de blessures des membres.

CHAPITRE XL.

BLESSURES PAR LE HARNACHEMENT.

La simple *usure des poils*, en un point où porte le harnachement, peut faire craindre une blessure en cet endroit et doit attirer l'attention du cavalier.

La blessure superficielle ou *excoriation* doit être traitée par un lavage à l'eau bouillie et par l'application d'une poudre absorbante.

La croûte fine et sèche qui résulte de cette application doit être respectée si la suppuration ne se montre pas au-dessous.

La tumeur *œdémateuse*, que l'on appelle communément

bosse ou gonfle, doit être traitée par des affusions, de préférence chaudes, suivies de *massage*. Ce massage doit être effectué aussitôt que possible et répété plusieurs fois dans la journée, légèrement d'abord puis plus fortement à l'aide de la paume de la main ou de la pulpe des doigts; un peu de poudre de talc, de la farine, de la poudre de savon, le facilitent beaucoup, sans qu'on ait à craindre, comme avec les corps gras, l'altération de la peau et la chute des poils.

On a recommandé l'application d'une motte de gazon, d'une éponge mouillée maintenue par un surfaix; ces moyens, qu'il ne faut pas négliger, ne valent pourtant pas le massage.

Les *plaies*, qu'elles soient provoquées par la *selle*, par le *harnais* ou par le *bât*, doivent être traitées comme les autres plaies du corps, par des lavages très mesurés et par l'application de poudres fines; la guérison sous les croûtes propres est sans contredit plus rapide.

Le cavalier doit s'interdire absolument de toucher à un *cor* sous lequel le pus ne s'est pas encore formé et il doit se borner à en tenir propre les abords; s'il ne peut en supprimer la cause, il en diminuera les effets par les moyens indiqués dans un autre chapitre (voir Harnachement).

Le traitement des *blessures graves* et de leurs *complications* (abcès, mal de garrot, mal de nuque, etc.) ne doit être entrepris que par le vétérinaire.

Quelle que soit la nature de la blessure, il y a toujours intérêt à cesser l'application du harnachement qui a déterminé l'accident jusqu'à guérison.

Pendant les marches, le cheval mis au convoi doit être nu.

CHAPITRE XLI.

MALADIES CONTAGIEUSES.

Ce sont celles qui peuvent se transmettre de l'animal malade à l'animal sain et même parfois de l'animal à l'homme. Elles imposent des mesures sanitaires particulières.

Parmi ces maladies :

La *morve* ou *farcin*;
La *gourme*;
Les *affections typhoïdes*;
Le *charbon*;
Les *maladies cutanées* (gale, teignes, variole équine, dermite pustuleuse contagieuse).

La *morve* est une affection contagieuse du cheval transmissible à l'homme. Rare aujourd'hui dans l'armée française, elle est susceptible d'y être introduite au moment des manœuvres et avec les chevaux de réquisition.

Les gradés doivent en tout cas éviter le contact de leurs chevaux, dans les écuries d'auberges ou autres, avec les sujets qui sont atteints de cette affection.

Elle se manifeste :

1° Par du jetage poisseux qui colle aux ailes du nez;

2° Par la présence dans l'auge d'une ou plusieurs glandes dures et adhérentes;

3° Par des boutons suppurants sur la membrane du nez.

Un seul de ces symptômes suffit pour faire suspecter la maladie; on devra donc prendre des précautions comme si la *morve* existait réellement pour tout cheval qui jette, de même pour celui qui présente une glande dans l'auge et même encore pour celui qui a des plaies quelconques dans les cavités nasales.

La *morve* a encore des manifestations du côté de la peau (on les appelait autrefois *farcin*) : elles consistent en des engorgements persistants des membres, sur lesquels se présentent de gros *boutons* abcédés entre lesquels courent des cordes lymphatiques.

Il faut prendre, vis-à-vis des chevaux atteints de farcin, les mêmes mesures d'isolement que pour ceux atteints de morve nasale.

Boutons et cordes appartiennent parfois à une maladie contagieuse moins redoutable et plus fréquente en Algérie : la *lymphangite épizootique*.

La *gourme* est une maladie fréquente du jeune cheval; elle se manifeste par de la tristesse, de la nonchalance au travail, une toux grasse, un jetage caillebotté, des abcès dans l'auge. Il faut retirer du rang les jeunes chevaux gourmeux et leur procurer tout le bien-être possible : alimentation variée et choisie, litière propre, pansage, grand air et chaudes couvertures, le traitement hygiénique étant l'un des plus efficaces contre la gourme.

Les *affections typhoïdes*, particulières au cheval, atteignent généralement toute une partie de l'effectif.

Le cheval malade cesse de manger et devient mou au travail; il marche la tête basse et en titubant; les muqueuses de l'œil et de la bouche sont d'un jaune rougeâtre, les crottins sont rares, petits et luisants.

En présence d'un seul malade, il faut craindre l'envahissement de l'effectif et porter son attention sur l'alimentation (choix des fourrages), sur l'aération des locaux, sur l'entretien des litières, etc.

Le traitement individuel des malades, eu égard aux localisations variables, relève du service vétérinaire.

Le *charbon* est une maladie transmissible à l'homme, qui se montre rarement en garnison mais qui sévit dans certains camps d'instruction. Elle est caractérisée par un grand abattement, un affaiblissement subit des forces avec production en divers points du corps (poitrail. cuisse) d'engorgements diffus, parfois des symptômes de coliques. La mort arrive en quelques heures.

L'apparition d'un seul cas semblable doit éveiller l'attention, et le service vétérinaire doit être prévenu.

Les *affections contagieuses de la peau* sont très redoutables dans l'armée; presque toutes sont transmissibles à l'homme, mais seulement d'une façon tout à fait temporaire.

Gale. — Bien que son extension soit favorisée par le mauvais état d'entretien du sujet et par les privations qu'il a pu subir, la gale est due uniquement à la pullulation d'un parasite dans l'épaisseur même de la peau.

Ce parasite est très résistant à tous les agents destructeurs dirigés contre lui.

L'affection se manifeste par des *démangeaisons* qui précèdent tout autre symptôme, puis par des dépilations plus ou moins étendues des côtés de l'encolure, de l'épaule, du garrot, de la face interne des jambes et plus tard de tout le corps.

Règle générale, on devra suspecter la gale et prendre des précautions en conséquence : isolement, spécialisation des effets de pansage et de harnachement, toutes les fois que les animaux éprouvent des démangeaisons continuelles qui les portent à se gratter et qu'on apercevra la peau dépilée.

Un cheval galeux devra rester longtemps sans être monté. Seul le service vétérinaire est compétent pour déceler la présence du parasite et instituer le traitement.

Les *teignes* sont des maladies parasitaires de la peau. *très contagieuses*, qui font tomber les poils du cheval par placards plus ou moins étendus, mais qui ne s'accompagnent pas de démangeaisons; leur traitement est également du ressort du service vétérinaire.

Les *poux* envahissent parfois les chevaux, les jeunes surtout.

La tonte, un pansage vigoureux et prolongé permettent de les en débarrasser.

Le traitement médicamenteux consiste en lavages généraux à l'eau crésylée forte, ou au vinaigre étendu d'eau.

La *variole équine* ou *horse-pox*, la *dermite pustuleuse contagieuse* se montrent encore, assez rarement d'ailleurs, sur le cheval de troupe, sous la forme de boutons suppurants qu'il faut toujours signaler au service vétérinaire.

Mesures d'isolement et désinfection. — Isolement. — Dès qu'un cheval sera reconnu atteint ou simplement suspecté de maladie contagieuse, on l'isolera tout de suite, et par isoler on entend le mettre dans une écurie particulière ou autre lieu, où il ne pourra avoir aucune espèce de communication avec les chevaux sains. Les deux voisins (celui de droite et celui de gauche) du cheval reconnu malade, sans être retirés de l'écurie, devront être mis à part et spécialement surveillés.

Dans les camps où les chevaux sont à la corde, les malades et les suspects doivent être placés très loin et autant que possible derrière un bois, un pli de terrain qui les mettra hors de la vue des chevaux sains, et, pour mieux empêcher toute communication avec ceux-ci, le lieu d'isolement sera entouré d'un fossé ou d'une palissade capable d'en défendre l'approche à ceux du dehors, et ne permettant pas à ceux du dedans de s'échapper.

Les chevaux isolés doivent l'être par catégories de maladies; on ne mettra donc pas ensemble, par exemple, des chevaux suspects de morve avec des galeux, etc. Ces animaux ne doivent pas sortir de l'écurie ou du lieu où on les tient séquestrés; ils ne seront donc pas promenés ni conduits aux abreuvoirs communs, ni à la forge. Tous les effets et ustensiles à leur usage (couvertures, musettes de pansage, etc.) resteront également dans les écuries; ils devront être soignés par les mêmes cavaliers; les gardes ne coucheront jamais dans les écuries de ces chevaux.

Après chaque pansage, on exigera que les cavaliers se lavent le visage à grande eau et se savonnent les mains.

Le harnachement, effets de pansage, couvertures, etc., des chevaux atteints de maladies contagieuses ou simplement en suspicion devront être placés à part et n'être remis en service qu'après désinfection, s'il y a lieu, c'est-à-dire si la maladie dont sont soupçonnés les animaux auxquels ils auront servi a été reconnue contagieuse.

APPROUVÉ :

Paris, le 23 avril 1914.

Le Ministre de la guerre,

J. NOULENS.

TABLE DES MATIÈRES.

PREMIÈRE PARTIE.

ORGANISATION ET FONCTIONNEMENT.

DEUXIÈME PARTIE.

EXTÉRIEUR.

SECTION I.

SECTION II.

SECTION III.

SECTION IV.

DU PIED ET DE SA FERRURE.

TROISIÈME PARTIE.

HYGIÈNE.

QUATRIÈME PARTIE.

CHEVAUX DE L'ARMÉE.

CINQUIÈME PARTIE.

SOINS PRATIQUES AUX MALADES ET AUX BLESSÉS.

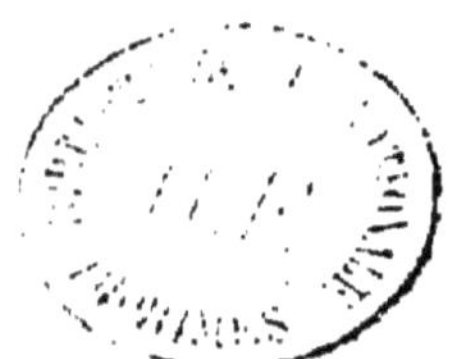

9 782329 306155